LE
DIABÈTE HYDRURIQUE

PAR

Le D\u1d63 Henri RODAT

DE L'UNIVERSITÉ DE PARIS

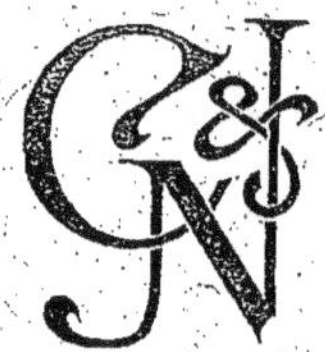

PARIS

GEORGES CARRÉ ET C. NAUD, ÉDITEURS

3, RUE RACINE, 3

—

1898

LE
DIABÈTE HYDRURIQUE

PAR

Le Dr Henri RODAT

DE L'UNIVERSITÉ DE PARIS

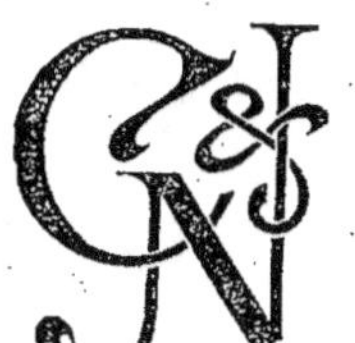

PARIS

GEORGES CARRÉ ET C. NAUD, ÉDITEURS

3, RUE RACINE, 3

—

1898

A LA MÉMOIRE DE MON PÈRE

A MA MÈRE ET A MA GRAND'MÈRE

A MES PARENTS. A MES AMIS

A MES MAITRES DANS LES HOPITAUX

A M. LE Dr ÉDOUARD RETTERER

PROFESSEUR AGRÉGÉ A LA FACULTÉ DE MÉDECINE

A MON PRÉSIDENT DE THÈSE

M. LE PROFESSEUR JÁCCOUD

DE L'ACADÉMIE DE MÉDECINE
PROFESSEUR DE CLINIQUE MÉDICALE A LA PITIÉ

AVANT-PROPOS

Le sujet de notre thèse inaugurale nous a été inspiré par l'observation de trois malades des plus intéressants qui se sont rencontrés dans le service de M. le professeur Jaccoud. Grâce à la petite expérience que nous avons pu acquérir ainsi et grâce aussi à la lecture des nombreuses observations et des importants travaux que nous avons consultés, nous sommes arrivé à nous faire une opinion sur cette curieuse maladie ; nous chercherons à asseoir notre conviction sur des faits probants.

Parvenu au terme de nos études médicales, nous nous faisons un devoir de remercier nos maîtres des utiles enseignements qu'ils n'ont cessé de nous prodiguer avec la plus grande bienveillance.

Nous prions M. le professeur Jaccoud, qui a bien voulu accepter la présidence de notre thèse, de recevoir l'hommage de nos respectueux remerciements pour le grand honneur qu'il nous fait.

HISTORIQUE

Les médecins de l'antiquité n'ont pu avoir une connaissance exacte des diabètes insipides, car ils n'analysaient pas les urines. Mais les descriptions de Celse, Arétée, Paul d'Egine, Aétius, Oribase prouvent qu'ils connaissaient au moins la symptomatologie du diabète sucré. Galien (1) et Alexandre de Tralles (2) paraissent même avoir distingué cliniquement deux formes de diabète. Il n'y a pas lieu de s'étonner que la différence si grande qui existe, particulièrement au point de vue du pronostic, entre le diabète sucré et le diabète hydrurique ait été remarquée par des médecins d'autant plus rompus à la pratique d'une observation sagace et rigoureuse qu'ils n'avaient point à compter sur l'aide de la chimie même la plus élémentaire.

La distinction entre la glycosurie et la polyurie simple a dû être faite au Moyen-Age, car on pratiquait fréquemment l'examen des urines à cette époque.

Mais, ce fut seulement en 1681 que Thomas Willis (3) établit d'une façon certaine la distinction entre le diabète sucré et les diabètes insipides. Pierre Petit, commentateur d'Arétée, fit connaître, vers la même époque, la différence clinique importante qui sépare la simple diurèse exagérée, dont il citait un cas, du diabète sucré, affection grave décrite par Arétée.

---

(1) GALIEN. De locis affectis, lib. VI.
(2) ALEX. DE TRALLES. Lib. IX, ch. VIII.
(3) TH. WILLIS. Opera omnia, t. I (De urinis).

Au xviii° siècle, Sauvages (1), Cullen et Lister (2), J. Frank (3) étudièrent le diabète insipide, dont ils publièrent plusieurs observations.

En 1829, Andral (4) donna du diabète non sucré une définition que nous savons aujourd'hui n'être applicable qu'au diabète aqueux, à savoir : l'augmentation de la quantité d'eau dans les urines avec une très petite quantité de matière animale.

Avec Robert Willis (5) (1838), la question fit un grand pas ; en effet, cet auteur fit dans le diabète insipide trois divisions : la première caractérisée par l'augmentation pure et simple de l'excrétion urinaire, ce fut l'*hydrurie ;* la seconde, par une augmentation de l'urée, ce fut l'*azoturie ;* la troisième, par une diminution de l'urée, ce fut l'*anazoturie.* De ces trois divisions, les deux premières sont admises encore aujourd'hui ; quant à la troisième, son individualité comme espèce morbide est généralement contestée.

Dans sa thèse inaugurale (1841), Lacombe (6) étudia la *polydipsie,* dont il cita plusieurs observations des plus intéressantes, et qu'il considéra comme le *primum movens* des états pathologiques désignés sous les noms de *diabète insipide* et de *polyurie essentielle.* C'est là une erreur : ce que nous avançons ici, nous chercherons à le démontrer plus loin, en traitant de la pathogénie du diabète hydrurique.

Falck (7) s'occupa, comme l'avait fait R. Willis, de la distinction, au point de vue chimique, des diverses formes de diabète non sucré. Il établit les divisions suivantes :

1° *Polyspissura* : la densité de l'urine est de 1018 à 1036 ; on voit que c'est là une nouvelle désignation, qui n'a pas été, d'ailleurs, généralement admise, de l'affection désignée par R. Willis sous le nom d'azoturie ;

2° *Polydiluturia* : l'urine a une densité de 1000 à 1018 ; l'au-

(1) Sauvages. Nosogr. méthod. *Arch. gén. de méd.,* 1848.
(2) Cullen et Lister. Elém. de méd. prat. Trad. de Bosquillon, t. II, p. 446.
(3) J. Frank. Trait. de path. int. Trad. de Bayle, t. V, p. 395.
(4) Andral. Préc. d'Anat. pathol., t. II, p. 657, 1829.
(5) R. Willis. Urin. diseases on their treat. London, 1838.
(6) Lacombe. De la polydipsie. *Thèse,* Paris, 1841.
(7) Falck. Zur Lehre der einfach. Polyurie. *Deutsche Klinik,* 1855.

teur englobe sous ce nom les états que R. Willis avait dénommés hydrurie et anazoturie.

Jusqu'en 1855, personne n'avait pu soupçonner la nature intime du diabète aqueux, bien que la plupart des causes occasionnelles qui peuvent le provoquer eussent été déjà mises en relief. Du moment que le phénomène le plus apparent consistait en une augmentation du flux urinaire, on avait été naturellement porté à chercher dans une lésion du rein la cause profonde de la maladie. Les autopsies, rares il est vrai, avaient été négatives : aucune altération spéciale de l'appareil urinaire n'avait pu être constatée. Ce fut dans le courant de l'année 1855 que Claude Bernard (1) fit les expériences célèbres par lesquelles il montra que l'excitation d'une certaine région du quatrième ventricule produit la polyurie simple chez les animaux. Dès lors, l'idée de rattacher le diabète aqueux à une altération des centres nerveux prit jour dans la science.

Magnant (2) appela *diabète insipide* tous les flux urinaires et distingua la *polydipsie* ou *hydrurie,* la *polyurie* ou *azoturie* de Willis et la *polydiluturie* ou *anazoturie.* On voit que ces divisions correspondent à celles de R. Willis.

Vogel (3) établit deux espèces de polyurie : l'*hydrurie* ou polyurie sans augmentation de matériaux solides et la polyurie avec augmentation des principes solides, qu'il appela *diabète* et qu'il divisa en *diabetes mellitus* et *diabetes insipidus.* Kien (4) accepta cette division dans sa thèse. — Kiener (5), considérant la polyurie comme un symptôme, décrivit la *polyurie essentielle,* qu'il sépara de la polyurie avec excès d'urée, de la glycosurie et de la polyurie par dyscrasie hydroémique. Roberts (6), de Manchester, nomma *diabète insipide* tout état pathologique caractérisé par l'émission abondante d'urines de faible densité.

---

(1) CL. BERNARD. Leçons de physiol. expér. 1854-55, p. 237 et 412.
(2) MAGNANT. Du diab. insip. *Thèse,* Strasbourg, 1862.
(3) VOGEL. *Virchow's Handb., Band* VI, 2e Abtheil, 3e Heft, p. 414, 1863.
(4) KIEN. De la polyurie. *Thèse,* Strasbourg, 1865.
(5) KIENER. Physiol. de la polyurie. *Thèse,* Strasbourg, 1866.
(6) W. ROBERTS. A pract. treat. on urin. and renal diseases. London, 1865.

En 1869, M. Lancereaux (1), dans sa thèse d'agrégation à laquelle nous avons fait de nombreux emprunts, présente l'histoire de la question comme nous venons de le faire d'après lui ; il fait remarquer combien le sujet a été jusqu'alors diversement compris par les auteurs ; il insiste d'abord sur l'absence de dénomination claire acceptée par tout le monde, puis sur ce fait que la polyurie n'est qu'un symptôme et doit avoir seulement la signification de sécrétion exagérée des urines ; il ajoute qu'il lui semble logique de donner du diabète insipide la définition suivante : « Un état morbide caractérisé par une émission exagérée et non passagère d'urines d'un poids spécifique faible, sans sucre ni albumine ». Mais il ne paraît pas admettre sans restrictions l'existence propre de l'azoturie.

En 1877, M. Lécorché (2) distingue nettement, dans le diabète insipide, deux états morbides très nettement caractérisés : l'*azoturie* d'une part, la *polyurie* ou *hydrurie* d'autre part. Il ne pense pas qu'il convienne de faire de l'anazoturie une espèce nosologique spéciale ; l'anazoturie n'est, pour lui, qu'une variété de polyurie : c'est un symptôme qui n'apparaît que dans la cachexie polyurique, alors que l'organisme est affaibli ou ne reçoit plus une quantité d'aliments azotés suffisante pour fournir à la production physiologique d'urée. M. Lécorché distingue la polyurie *essentielle* des diverses polyuries symptomatiques ; il range dans cette seconde catégorie la polyurie d'origine cérébrale et traumatique. Nous examinerons plus loin la question suivante, à savoir si les lésions encéphaliques traumatiques ou spontanées ne devraient pas être assimilées aux troubles nerveux d'origine émotive ou toxique et à ceux qui, ressortissant à une névrose définie, sont considérés par les auteurs comme les causes principales du diabète aqueux.

La connaissance plus précise du *diabète phosphatique,* que Teissier (3) a décrit le premier d'une façon complète en 1876, et du *diabète peptonurique* a permis d'isoler le véritable diabète aqueux ou *hydrurique* de ces états pathologiques autrefois confondus avec lui.

---

(1) LANCEREAUX. De la polyurie (diab. insip.). *Thèse* d'agrég., Paris, 1869.
(2) LÉCORCHÉ. Du diabète, chap. *Polyurie.*
(3) J. TEISSIER. Diab. phosphat. *Thèse,* Paris, 1876.

Dans le *Dictionnaire encyclopédique*, M. Demange(1) a décrit, sous le nom de *diabète hydrurique*, l'état pathologique correspondant aux désignations d'anazoturie, d'hydrurie (R. Willis), de polydiluturie (Falck), de polydipsie (Lacombe, Grisolle, Trousseau), de polyurie primitive ou essentielle (Lécorché). Il fait avec juste raison, le procès de ces appellations diverses, qui ont toutes le tort de ne désigner qu'un symptôme.

Dans sa leçon clinique du 27 janvier 1885, M. le Pr Jaccoud (2) rejette la dénomination de diabète insipide et propose une nouvelle classification des diabètes, qui a l'avantage de les définir tous d'une manière rigoureusement exacte : il en existe six espèces, à savoir : 1° le diabète sucré; 2° le diabète albumineux; 3° le diabète azoturique; 4° le diabète peptonurique; 5° le diabète phosphaturique; 6° le diabète aqueux, qu'il convient d'appeler *diabète hydrurique*.

Tel est le tableau résumé des différentes phases par lesquelles on est passé avant d'aboutir à la constitution de cette espèce nosologique aujourd'hui bien délimitée et dont nous allons essayer de donner une vue d'ensemble dans notre travail.

(1) DEMANGE. Dict. encyclop. des sc. méd., t. 28; 1883; art. Diab. hydrur.
(2) JACCOUD. *Clinique de la Pitié*, vol. 1887, année 1885-86, p. 566.

ÉTIOLOGIE

L'influence du climat sur l'évolution du diabète hydrurique n'est pas bien connue. Cependant, il existe toute une
catégorie de faits attestant l'influence étiologique du froid et
d'après lesquels les climats rigoureux sembleraient devoir être
surtout incriminés ; Lacombe(1) avait, le premier, signalé cette
influence. Mais ce n'est là qu'une hypothèse vraisemblable.

Parmi les cas de diabète hydrurique cités par les auteurs,
nous en avons relevé en France, en Allemagne, en Autriche,
en Angleterre ; dans quel pays sont-ils le plus nombreux? nous
ne saurions le dire et nous ne connaissons pas de statistique
que l'on puisse consulter à ce sujet.

Dans le même ordre d'idées, Lacombe pensait que l'hiver
était particulièrement favorable à l'éclosion de l'affection qui
nous occupe. L'une de nos observations personnelles (obs. XI)
semble ajouter un appoint important à cette opinion. Il s'agit
d'un malade qui en est actuellement à sa cinquième attaque
de polyurie ; les cinq fois, la maladie s'est déclarée pendant
l'hiver. Mais nous sommes loin de penser que, d'une façon générale, il convienne d'accorder à l'influence saisonnière un rôle
étiologique prépondérant.

Quant à l'influence de l'âge, elle a été plus spécialement
étudiée par les auteurs. Nous reproduisons ici le tableau de
Lacombe, bien qu'il ait confondu, selon la remarque de M. Lécorché (2), l'azoturie avec la polyurie simple.

---

(1) Lacombe. *Loc. cit.*
(2) Lécorché. *Loc. cit.*

Vingt-sept cas de Lacombe se répartissent ainsi qu'il suit :

```
1 cas à          72 ans
5 cas de 50 à 60  —
6    —    30 à 40  —
5    —    20 à 30  —
7    —    10 à 20  —
2    —     5 à 10  —
```

Sur vingt-cinq cas de Reza-ben-Mokim (1), la maladie a débuté :

```
            à  2 ans 1 fois
au-dessous de 10  —  2  —
    de 10 à 20  —  7  —
       20 à 30  —  5  —
       30 à 40  —  4  —
       40 à 50  —  1  —
  au delà de 50  —  4  —
```

Considérant ensuite l'âge auquel les malades ont été observés, le même auteur dresse le tableau suivant :

```
jusqu'à 2 ans  2 cas
de 2 à  5   —  7  —
    5 à 10   —  2  —
   10 à 20   —  7  —
   20 à 30   —  6  —
au delà de 30  —  2  —
```

Plus récemment, le Pr Strauss (2), de Tubingue, a dressé la statistique suivante sur quatre-vingt-cinq cas :

```
jusqu'à 5 ans   9 cas
de 5 à 10   —  12  —
   10 à 25   —  36  —
   25 à 40   —  21  —
   40 à 60   —   7  —
```

On peut voir, d'après ces statistiques, que le diabète hydrurique a une préférence marquée pour l'âge adulte et pour l'enfance. C'est la conclusion à laquelle sont arrivés Vogel (3),

(1) M. REZA BEN MOKIM. De la polyurie. *Thèse*, Paris, 1860.
(2) STRAUSS. Die einfach. Zuckerl. Harnuhr. Tubingen, 1870.
(3) VOGEL. *Loc. cit.*

Lécorché. Il y a deux maxima, qui sont de 20 à 40 et de 5 à 20 pour M. Lécorché, de 20 à 40 et de 5 à 15 pour M. Jaccoud. Cette opinion, aujourd'hui admise sans conteste, n'est pas celle que professait Robert Willis ; il croyait l'hydrurie plus fréquente chez le vieillard. Mais la polyurie simple est considérée actuellement comme tout à fait exceptionnelle chez les gens âgés ; par contre, la pollakiurie est fréquente chez eux en raison des lésions de la vessie et de la prostate. Il est évident que, si l'on ne recueille pas l'urine, on pourra facilement prendre ce symptôme morbide pour une véritable polyurie (Demange). Il reste à se demander si l'on peut saisir la raison d'être de la plus grande fréquence du diabète hydrurique dans l'enfance et dans l'âge adulte.

M. Demange émet une opinion que nous croyons devoir adopter pour expliquer la prédilection de la polyurie essentielle pour les gens qui sont dans la force de l'âge. Depuis la vingtième année jusqu'à la vieillesse, s'étend une période pendant laquelle le système nerveux a son summum d'activité ; d'autre part, c'est aussi l'époque de la vie où l'homme est en contact plus étroit et plus continu avec les difficultés et les émotions de l'existence. C'est l'âge où se développent, le plus communément, les grandes névroses, l'hystérie et la neurasthénie en particulier. Or, nous verrons quel rôle prépondérant jouent les troubles nerveux dans la genèse du diabète hydrurique.

Mais, pourquoi cette maladie s'observe-t-elle aussi chez les enfants ? Nous répondrons, avec M. le Pr Jaccoud, que, chez l'enfant, le diabète aqueux est presque toujours, sinon toujours, héréditaire, qu'il s'agisse d'hérédité directe ou d'hérédité nerveuse ; enfin, le diabète sucré chez les ascendants a pu être invoqué, ainsi que nous le dirons plus loin, comme cause d'hydrurie chez les descendants.

Lorsque l'on considère que les états névropathiques sont la cause habituelle du diabète hydrurique, on est porté à croire que ce sont les femmes qui, en raison de leur plus grande disposition à devenir névropathes, fournissent le principal contingent à l'affection que nous étudions. Il n'en est rien. Sur les vingt-sept cas de Lacombe, on compte seize hommes et onze femmes ; les vingt-cinq cas de Reza-ben-Mokim se répartissent ainsi : neuf femmes et seize hommes ; sur quatre-vingt-cinq cas, Strauss comptait cinquante-sept hommes et vingt-huit femmes. M. Lécorché admet que le rapport est de trois hommes pour deux femmes ; d'après M. Richardière (1), il serait de deux hommes pour une femme.

Si le diabète aqueux est plus fréquent chez l'homme, cela tient vraisemblablement à ce fait que les causes occasionnelles de la maladie atteignent l'homme plus que la femme. En effet, l'état névropathique ne paraît pas suffire, dans tous les cas, pour provoquer la polyurie ; le rôle des autres causes mentionnées par les auteurs doit être considéré comme très réel. D'une façon générale, les femmes sont moins exposées que les hommes aux divers traumatismes ; la syphilis se voit moins souvent chez elles. Eh bien ! le traumatisme et la syphilis peuvent prendre place à bon droit dans l'étiologie du diabète hydrurique. Ce qui semble démontrer le bien fondé de cette opinion, c'est le résultat des observations que M. le professeur Fournier (2) a faites, en 1871, sur la polydipsie et la boulimie de la période secondaire de la syphilis. L'éminent syphiligraphe fait remarquer que c'est là un trouble des formes nerveuses de la syphilis, trouble qui paraît être plus commun chez la femme. Nous pouvons, ce nous semble, tirer de ce dernier fait la conclusion suivante, à savoir : lorsque, toutes choses étant égales d'ailleurs, une même cause occasionnelle de polyurie se présente chez un homme et chez une femme, elle a plus de chances d'aboutir chez cette dernière.

L'hérédité est l'une des causes les mieux mises en relief par les auteurs. Sur cinquante-et-un cas, M. Lancereaux (3) a rencontré l'hérédité simple onze fois. Mais, un assez grand nombre d'observations permettent de considérer le diabète hydrurique comme une maladie familiale, au même titre que l'atrophie musculaire pseudo-hypertrophique, par exemple. Citons, d'abord, à l'appui de ce que nous venons d'avancer, une observation de Lacombe :

____

(1) RICHARDIÈRE. In *Trait. de méd. et de thérap.* de BROUARDEL. GILBERT, GIRODE, t. III, 1897.
(2) ALF. FOURNIER. *Gaz des Hôp.*, p. 438, 1871.
(3) LANCEREAUX. *Loc. cit.*

OBSERVATION 1 (1). — *Polydipsie existant depuis l'enfance et héréditaire chez plusieurs membres de la même famille ; santé habituellement satisfaisante ; diminution de la soif à un âge avancé seulement.*

Constant (Christophe), âgé de 59 ans, né à Châtellenaut, près de Dijon, employé depuis trente ans à la manufacture royale de tabac de Grenelle, est d'une taille ordinaire, maigre, mais habituellement bien portant. Ses parents sont morts dans un âge avancé : sa mère, dit-il, était sujette à une soif intense ; elle était forcée de boire très souvent. Il a eu deux frères qui buvaient comme lui et qui sont morts pendant les guerres de l'Empire. Sa sœur, morte depuis quelques années, buvait également beaucoup depuis son jeune âge. Il affirme qu'un frère de sa mère était aussi atteint d'une soif intense et que les enfants de celui-ci ont été soumis à la même affection. Constant n'a pas été vacciné ; il a eu la variole vers l'âge de 5 ans. Il est marié, sans enfants ; les désirs et les actes vénériens ont été toujours très fréquents chez lui.

Dès sa plus tendre enfance, Constant a été en proie à une soif très prononcée ; pendant plusieurs années qu'il a suivi la profession de son père, qui était meunier, il avait l'habitude, en conduisant ses farines, d'attacher au cou de son cheval un petit baril rempli d'eau destinée à satisfaire sa soif pendant la route. Vers l'âge de 30 ans, il buvait 20 à 25 litres en 24 heures, un litre par heure, dit-il. La nuit, il buvait beaucoup moins. A l'époque où la soif s'est montrée avec le plus d'intensité, il y a 15 ans environ, il a bu 25 litres le jour et 7 la nuit. Son sommeil a été constamment troublé par le désir de boire et le besoin d'uriner. Il était habituellement réveillé quatre à cinq fois dans la nuit, et alors il rendait une quantité d'urine assez considérable pour qu'il ne lui fût pas permis d'uriner deux fois dans son vase de nuit sans le vider. Pendant le jour, il urinait sept à huit fois dans un grand baquet destiné à cet usage. Ses urines ont toujours été limpides, transparentes, sans odeur, comme de l'eau, dit-il.

L'hiver et l'été n'ont pas paru apporter de modification dans cette soif excessive, qui n'a éprouvé aucune diminution sous l'influence de l'existence d'une blennorragie, ni après une chute qui a nécessité le séjour au lit pendant huit jours. Elle a été cependant moins vive quand le malade prenait du vin pur en petite quantité seulement, car les excès dans les repas, l'eau-de-vie, prise même en petite quantité, l'augmentaient notablement. Constant n'a jamais présenté de l'exagération du côté de l'appétit ; habituellement même il n'a mangé qu'une livre de pain par jour. Il s'est nourri indifféremment d'aliments animaux ou végétaux, mais ayant cependant une préférence marquée pour la salade, au point qu'une

(1) LACOMBE. *Thèse*, Paris, 1841.

partie d'un petit jardin qu'il possédait était consacrée à produire des plantes destinées à ce mode d'assaisonnement. Il n'a fait aucune maladie grave.

En 1835, après avoir bu pendant plusieurs jours une grande quantité de cidre qu'il avait lui-même préparé, Constant a éprouvé du malaise, de l'anorexie ; il a eu un dévoiement considérable pendant plusieurs semaines ; alors il a vu sa soif diminuer beaucoup et depuis elle n'est plus revenue à son état primitif.

Aujourd'hui, cet homme, qui travaille depuis vingt ans dans un atelier à la température de 25° à 30°, boit encore trois à quatre litres d'eau en 24 heures. Les urines rendues sont dans la même proportion ; il se réveille deux à trois fois dans la nuit pour boire et pour uriner. Quand il se prive de boire, il éprouve un sentiment de faiblesse générale, de chaleur et de sécheresse à la gorge, et de froid dans la région épigastrique. Plusieurs fois, se trouvant dans la campagne, isolé, sans eau, il lui est arrivé de boire ses urines, auxquelles il ne trouvait aucun mauvais goût. Des chagrins violents, éprouvés depuis quelques années, après avoir perdu une petite fortune qu'il avait acquise par un long et pénible travail, n'ont en rien modifié la soif qui le tourmente. Depuis un an environ, Constant a habituellement du dévoiement ; il va souvent quatre à cinq fois à la garde-robe dans un jour. Il me remet une bouteille de son urine qui est aqueuse, transparente, limpide, très légèrement acide, et qui pèse 1,0 ($= 1007,323$) à l'aréomètre de Baumé : elle ne produit point de dépôt au fond du vase, et elle ne donne aucun précipité quand on la traite par la chaleur ou par l'acide nitrique.

Les exemples aussi remarquables ne manquent pas. Lacombe a rapporté une autre observation concernant une mère et trois fils polyuriques. Wachsmuth (1), Andersohn (2) ont relaté des cas de polyurie héréditaire. Dans un cas de Deebrey (3), deux frères et deux sœurs étaient atteints d'hydrurie ; Pain (4) a donné le tableau généalogique suivant.

---

(1) Wachsmuth. *Arch. f. pathol. Anat. und Physiol.*, vol. XXXVI, 1863.
(2) Andersohn. *Thèse*, Dorpat, 1862.
(3) Deebrey. *Gaz. des Hôp.*, 1859.
(4) Pain. *Thèse*, Paris, 1879.

MÈRE POLYURIQUE.

garçon	*garçon*	*garçon*	*garçon*	*fille*
polyurique.	Non.	polyurique.	polyurique.	Non.

garçon	*garçon*	*garçon*	*fille*
polyurique.	polyurique.	Non.	polyurique.

Germain Sée a fait connaître l'histoire d'une famille dans laquelle le diabète hydrurique avait sévi pendant quatre générations successives ; Weil parle d'une famille très nombreuse dans laquelle, sur quatre générations composées de quatre-vingt-treize personnes issues d'un ancêtre polyurique, il y eut onze femmes et douze hommes atteints de diabète aqueux dès leur jeune âge. Enfin, Samuel Gee a publié l'histoire d'une famille de polyuriques dont l'un des membres fut atteint de diabète hydrurique dès sa naissance :

Obs. II. S. Gee (1), *revue de Hayem*, 2ᵉ *vol.*, p. 79, *résumée par M. Rendu.*

A. *Génération I.* — Arrière-grand-père (1) polyurique, paralysé à 28 ans, mort à 44. Un frère également polydipsique.

B. *Génération II.* — Le malade n° 1 eut deux filles, l'une polyurique (3), l'autre point. Cette dernière eut une fille atteinte de la même maladie.

C. *Génération III.* — (3) eut neuf enfants, deux furent atteints de polydipsie ; deux autres filles (4) non malades elles-mêmes transmirent la prédisposition morbide à leurs enfants, la première sur cinq enfants eut un fils polydipsique, la seconde quatre garçons tous atteints de diabète insipide, deux moururent jeunes, les deux autres ont été soignés par l'auteur. Leur mère succomba à la phtisie pulmonaire. La polydipsie fut congénitale chez un des enfants de la quatrième génération, dès sa nais-

---

(1) S. Gee. A contribution to the history of Polydipsia Saint-Bartholom. hospit. Rep., t. XIII, p. 79, 1877.

sance il était tourmenté d'une soif insatiable, ne se taisait que si on lui donnait constamment de l'eau à boire, il mourut à 6 mois. Son frère offrit les mêmes symptômes et mourut à 4 mois ; les deux survivants ont 8 ans et 9 ans, leur soif est constante et a résisté à toute médication.

*
* *

Orsi (1) parle d'une famille dont la plupart des membres sont polyuriques.

Ces faits, si intéressants et si bien établis qu'ils soient, ne doivent pas faire oublier que, dans bon nombre de cas, il n'y a pas d'hérédité directe en cause. Si, comme nous l'avons dit plus haut, celle-ci est la règle chez l'enfant, il n'en est pas de même lorsque la maladie débute chez l'adulte ; on se trouve alors, le plus souvent, en présence de l'hérédité nerveuse ou névropathique. M. Ballet considère tout un groupe de diabétiques hydruriques comme constitué par des dégénérés héréditaires. Les trois malades que nous avons eu l'occasion d'observer nous ont affirmé qu'aucun autre membre de leur famille n'était polyurique. Mais, en revanche, nous avons rencontré chez eux des antécédents héréditaires nerveux. G. Phil. nous dit que sa mère et ses quatorze frères et sœurs étaient très nerveux ; un frère de J. Alb., dont le père est mort de *delirium tremens,* a succombé à 26 mois dans les convulsions ; le frère de D. Cherf. a eu une fièvre cérébrale, sa mère était asthmatique et très nerveuse. Il paraît s'agir ici d'hérédité neuro-arthritique. Il nous semble intéressant de rapprocher ce fait de ceux où l'on a incriminé le diabète sucré chez les ascendants : deux manifestations symptomatiques de l'arthritisme joueraient le même rôle étiologique dans l'affection qui nous occupe.

Trousseau (2) a cité un exemple d'hérédité glycosurique. Il s'agissait d'une jeune fille dont le grand-père était atteint de diabète sucré ; la malade devint chlorotique à 14 ans et, peu après, une polyurie simple se déclara. Trousseau pensait que les faits de ce genre ne sont pas rares. Reith (3) a publié l'observation d'une femme polyurique dont le père et le frère étaient glycosuriques. Belloc et Brongniart (4) ont aussi signalé l'hérédité glycosurique.

Nous allons maintenant passer en revue les causes diverses qui sont capables de déterminer le diabète hydrurique ; nous rechercherons ensuite si, chez les malades atteints d'hydrurie, il n'existait pas une même prédisposition à contracter cette curieuse maladie.

---

(1) ORSI. *Gaz. méd. ital. Lombard.* 1881.
(2) TROUSSEAU. *Clin. méd. de l'Hôtel-Dieu,* 1877.
(3) REITH. *Méd. Tim. and gaz,* t. 1, 1866.
(4) BELLOC et BRONGNIART. *Bull. de la Soc. philomat.,* t. 1.

Le froid sous ses divers modes, coup de froid, froid humide et prolongé, doit être considéré comme un facteur étiologique important; nous avons déjà signalé l'influence de l'hiver sur le développement de la polyurie. Lacombe rapporte plusieurs exemples de l'action du froid : un jeune homme de 14 ans, polydipsique depuis 4 ans, a vu l'affection débuter à la suite d'un refroidissement subit ; il s'était désaltéré à une fontaine, le corps inondé de sueur ; un autre malade est devenu polyurique à la suite d'immersion dans l'eau froide. Dans l'observation de Liouville, rapportée par Lancereaux, il s'agit d'un homme, grand buveur habituel, qui, après un grand excès, se coucha sans se couvrir, par une température basse ; le lendemain, il urinait dix litres et ne transpirait plus. On peut, à la vérité, attribuer ici l'éclosion de la maladie à l'alcoolisme, mais l'action du froid a, peut-être, joué un rôle décisif. F. Barthez (1) a observé un homme, âgé de 31 ans, chez lequel on ne pouvait attribuer la polyurie qu'au fait suivant : huit jours avant l'éclosion des symptômes morbides, le sujet s'était trouvé exposé en moiteur à un courant d'air froid. Ce fait est très curieux, parce qu'il est le seul, à notre connaissance, où il y ait eu, entre le coup de froid et l'explosion de la maladie, une aussi longue période d'incubation : généralement, la polyurie débute dans les cas semblables, quelques heures au plus tard après la sensation de froid. Le docteur Revillout relate l'histoire d'un polyurique dont la maladie avait débuté à la suite d'un accident en mer ; le sujet avait subi l'immersion et perdu connaissance ; le diabète insipide, qui avait rétrocédé sous l'action de la codéine, reparut à l'occasion d'un refroidissement. J. Frank (2) a insisté sur le rôle du froid humide ; l'un de ses malades avait eu, toute la journée, les pieds mouillés en coupant du riz. Dans d'autres cas, il s'agit non pas d'un refroidissement brusque, mais bien d'une action lente et prolongée exercée par le froid et principalement par le froid humide ; dans ces conditions, l'hydrurie peut n'apparaître qu'au bout de plusieurs années. J. Graves (3) rapporte l'observation d'un polyurique qui était habituellement insuffisamment nourri et exposé au froid. Chez l'un des malades que nous avons observés, l'influence du froid humide peut être incriminée.

Obs. III *(personnelle)*.

J. Alb., âgé de 33 ans, sommelier.
Père mort de *delirium tremens*.
Mère morte d'une maladie de cœur.
Deux sœurs mortes dans la première enfance, l'une du croup.
Un frère mort à 26 mois de convulsions.

---

(1) F. Barthez. *Und méd.*, 1861.
(2) J. Frank. *Art. Inst. clin. Viln. Leips.*, p. 104, 1812.
(3) J. Graves. *Journ. méd. de Dubl.*, sept. 1834.

A 10 ans, J. Alb. a eu la rougeole, qui paraît avoir été assez bénigne.

Il a séjourné dans les caves pendant toute la journée, exposé au froid humide, depuis l'âge de 14 ans jusqu'à 21, depuis 25 ans jusqu'à 31 et depuis le mois de mars 1897 jusqu'au 15 novembre de la même année.

De 14 à 23 ans, il a fait des excès alcooliques ; jusqu'à 21 ans, il buvait environ 2 à 3 litres de vin par jour. De 21 à 23 ans, il buvait beaucoup de bière et des liqueurs spiritueuses. A 23 ans, il a eu une attaque de *delirium tremens* pour laquelle il est entré, le 5 décembre 1887, à l'hôpital militaire d'Arras, d'où on l'a dirigé sur celui de Lille. Il a été hospitalisé en tout pendant 19 jours à cette époque.

De 1885 à 1868, il a eu quatre atteintes d'urétrite blennorragique.

En 1889, il a été mordu par un chien et a subi le traitement antirabique à l'Institut Pasteur. Son inquiétude était extrême à cette occasion et il ne se passait guère de jour sans qu'il se trouvât mal en attendant l'inoculation. Le traitement terminé, il demeura longtemps sans recouvrer toute sa quiétude d'esprit.

En 1891, il s'aperçut qu'il urinait avec une abondance extrême, qu'il avait toujours soif, qu'il mangeait plus que de coutume ; il éprouvait une grande lassitude et, en deux mois environ, il avait perdu 6 kilogrammes. Il y avait trois mois que ces troubles s'étaient déclarés lorsqu'il entra, le 8 septembre 1891, à l'Hôtel-Dieu, dans le service de M. Lancereaux. A ce moment, il excrétait 10 litres d'urine par 24 heures. Il fut traité par le valérianate d'ammoniaque. Au bout de six semaines, les urines étaient tombées à 2 litres, le malade ne buvait ni ne mangeait plus d'une manière excessive, il avait repris son poids normal, se sentait en état de reprendre son travail et quittait l'hôpital.

En 1892, il fut atteint à nouveau d'une polyurie accompagnée des mêmes symptômes que l'année d'avant. Au bout de quinze jours ou trois semaines, il entra à l'hôpital Saint-Antoine, dans le service de M. Ballet. Il fut traité par la belladone. Les urines, qui atteignaient le chiffre de 10 litres, se réduisirent à celui de 2 litres au bout de deux mois et il quitta l'hôpital.

En juillet 1893, il constata la présence d'un chancre sur son prépuce un mois après un coït suspect. Cinq à six semaines après, il alla consulter à l'hôpital Saint-Louis pour une éruption qui fut diagnostiquée roséole syphilitique. Il suivit le traitement qu'on lui ordonna et n'eut, comme autre manifestation de syphilis secondaire, que des plaques muqueuses ; aucun accident tertiaire ne paraît être survenu.

En 1893, vers la fin de l'année, il fut repris de polyurie avec les mêmes phénomènes concomitants que précédemment. Il entra dans le service de M. Robin, à la Pitié ; il excrétait 10 litres d'urine. On lui fit prendre de l'antipyrine sans aucun résultat et il sortit de l'hôpital au bout d'une quinzaine de jours. Le 15 décembre 1894, il entra dans le service de M. Jaccoud ; il était polyurique depuis la fin de l'année 1893. Il fut traité par l'extrait thébaïque et sortit au bout de deux mois n'excrétant plus que 2 litres d'urine.

Vers le 20 octobre 1897, il eut une nouvelle atteinte de polyurie. Le 27 du même mois, il se rendit à la consultation de la Pitié. On lui ordonna la solution suivante.

Arséniate de soude.　.　.　.　0ᵍʳ,03
Laudanum.　.　.　.　.　.　.　X gouttes
Eau.　.　,　.　.　.　.　.　50 grammes.

à prendre 3 cuillerées à café par jour.

Cette préparation fut renouvelée une fois; la polyurie commençait à s'amender. L'amélioration s'accentua après qu'on eut remplacé la médication jusque-là employée par une mixture d'arséniate de soude, de teinture de noix vomique et de teinture d'opium. Au bout de quinze jours, J. Alb. se considéra comme guéri; il estime qu'il excrétait alors environ 4 litres d'urine par jour.

Le 13 novembre 1897, un de ses camarades lui asséna sur la joue un coup de verre à boire. Aussitôt il entra dans une violente colère; toute la soirée, il demeura très excité, *comme fou* suivant son expression, et il se livra à des excès alcooliques. Le lendemain matin, il reconnut qu'il avait une cinquième attaque de polyurie.

Le 15 novembre 1897, il entre dans le service [de M. le professeur Jaccoud.

État actuel le 18 *novembre* 1897. — J. Alb. est un homme de taille moyenne, présentant les apparences d'une bonne santé, plutôt maigre, mais sans émaciation. Il est sujet, depuis une dizaine d'années, à des douleurs de tête qui sont accompagnées de nausées et se répètent toutes les cinq à six semaines ou tous les deux mois. Il a un caractère habituellement triste et irritable.

La polydipsie et la polyphagie sont très accentuées. A l'état de santé, J. Alb. a un appétit au-dessous de la moyenne. Chaque fois qu'il a été atteint de polyurie, il a eu une faim inusitée. On lui donne l'autorisation de boire à sa soif; un supplément de viande et de pain lui est accordé.

Rien de notable du côté des appareils respiratoire, circulatoire, digestif. Ni constipation, ni diarrhée.

Le malade se plaint d'une sensation de lassitude, de faiblesse accompagnée de courbature; dès qu'il fait le moindre effort, il éprouve de l'endolorissement à la région lombaire. Il a souvent des crampes dans les mollets et dans les mains, principalement pendant la nuit.

Les mictions sont abondantes et fréquentes; une seule suffit à remplir l'urinal qui, parfois même, est insuffisant. Le malade est réveillé cinq à six fois pendant la nuit par le besoin d'uriner; il urine à peu près le même nombre de fois pendant le jour.

Le réflexe rotulien est exagéré du côté gauche. Le réflexe pharyngien est presque aboli.

La sensibilité est notablement diminuée sur tout le côté gauche.

Il existe un rétrécissement du champ visuel plus marqué du côté gauche.

Le 22 novembre. — La quantité d'urine est de huit litres et demi. M. Jaccoud prescrit 2 centigrammes d'extrait thébaïque.

Le 24 novembre. — La quantité d'urine est de dix litres. La dose d'extrait thébaïque est portée à 4 centigrammes en deux pilules.

Le 26 novembre. — Quantité d'urine : sept litres. On donne 6 centigrammes d'extrait thébaïque en trois pilules.

Le 29 novembre. — Le malade se sent moins fatigué.

Le 30 novembre. — Quantité d'urine : six litres et demi. Le malade est réveillé un peu moins souvent pendant la nuit. La dose d'extrait thébaïque est portée à 8 centigrammes en quatre pilules.

Le 6 décembre. — Quantité d'urine : quatre litres. Le malade ne s'est levé la nuit dernière qu'une fois pour uriner.

Le 11 décembre. — Quantité d'urine : deux litres trois quarts. Depuis deux ou trois jours, la soif n'est plus excessive ; le malade boit un litre et demi par jour, plus le bouillon contenu dans quatre grandes assiettées de soupe. La polyphagie continue.

Le 18 décembre. — Quantité d'urine : deux litres. Depuis un ou deux jours, l'appétit, tout en restant bon, est moins exagéré.

Le 20 décembre. — La quantité d'urine est un peu inférieure à deux litres. J. Alb. se sent en bonne santé et quitte l'hôpital.

Nous donnons ci-dessous le tableau de la quantité quotidienne d'urine :

Le 18 novembre, quantité d'urine :		8 litres	
19	—	—	9 —
20	—	—	9 —
21	—	—	9 —
22	—	—	8 — 1/2
23	—	—	8 — 1/2
24	—	—	10 —
25	—	—	9 — 1/2
26	—	—	8 —
27	—	—	7 —
28	—	—	7 — 1/2
29	—	—	7 —
30	—	—	6 — 1/2
1er décembre.	—	—	6 — 1/4
2	—	—	6 —
3	—	—	5 —
4	—	—	5 —
5	—	—	5 — 1/2
6	—	—	4 —
7	—	—	3 — 1/2
8	—	—	3 — 1/2
9	—	—	3 — 3/4
10	—	—	2 — 3/4
11	—	—	2 — 3/4
12	—	—	2 — 3/4
13	—	—	2 — 1/2
14	—	—	2 — 1/2
15	—	—	2 —
16	—	—	2 — 1/4
17	—	—	2 — 1/2
18	—	—	2 —
19	—	un peu moins de :	2 —
20	—	—	2 —

L'analyse des urines, pratiquée à deux reprises, par M. Mangin, chef du laboratoire de la clinique, a donné les résultats suivants :

Première analyse : le 19 novembre 1897 :

Quantité.	9 litres.
Densité.	1005.
Réaction.	légèrement alcaline.
Urée.	2^{gr},50 par litre.
Chlorures.	2^{gr},50 —
Acide phosphorique.	0^{gr},31 —
Albumine.	néant.
Sucre.	néant.

La quantité de matériaux solides contenus dans l'urine des 24 heures était donc la suivante :

Urée.	22^{gr},50
Chlorures.	22 50
Acide phosphorique.	2 79

Seconde analyse : le 26 novembre 1897 :

Quantité.	8 litres.
Densité.	1010.
Réaction.	légèrement acide.
Urée.	5^{gr},224
Chlorures.	4 50
Acide phosphorique.	0 06
Albumine.	néant.
Sucre.	néant.
Examen microscopique.	néant.

La quantité de matériaux solides dans les 24 heures est donc la suivante :

Urée.	41^{gr},792
Chlorures.	36
Acide phosphorique.	0 48

* *

Nous attribuons également au froid humide une grande part étiologique en ce qui concerne un autre malade, D. Cherf. (Obs. XI); cet homme, que son métier de bamboutier expose à avoir très souvent les mains et les pieds mouillés, présente encore la particularité suivante, à savoir que ses cinq attaques de polyurie ont éclaté pendant l'hiver ; or, c'est évidemment pendant la saison froide que le fait de se mouiller entraine le plus de refroidissement. Les deux sujets dont nous venons de parler sont alcooliques ; l'éthylisme a peut-être agi en mettant leur système nerveux, déjà taré d'ailleurs, dans un état d'impressionnabilité spécial : le froid a suffi alors pour provoquer la maladie.

La grande chaleur a pu, dans certains cas, causer le diabète hydrurique. Ebstein (1) l'a vu survenir à la suite d'une insolation et Debout rapporte l'observation suivante :

OBSERVATION IV (2). — Il y a environ une dizaine d'années, je fus appelé à donner mes soins à un malade affecté d'un rhumatisme articulaire aigu d'une grande intensité. Voulant traiter ce jeune homme, âgé de 24 ans, dont l'apparence était chétive, par l'emploi du nitrate de potasse à haute dose, je lui demandai s'il pourrait boire 4 litres de tisane dans sa journée. 20 litres de boisson forment ma ration quotidienne, me répondit-il. J'appris ainsi qu'il était affecté de polydipsie. Cette maladie s'était manifestée chez lui trois années auparavant à la suite d'une excursion dans la campagne par un soleil ardent. Le phénomène morbide avait pris en quelques jours toute son intensité, et n'avait agi sur la santé générale qu'en déterminant un peu d'affaiblissement musculaire.

Malgré cette affection concomitante, je persistai dans ma médication et je prescrivis 30 grammes de nitrate de potasse dissous dans 5 litres de décoction de petit chêne. Le second jour, le malade m'apprit qu'il avait bu seulement ses 5 pintes de tisane, et que depuis trois années, c'était la première fois qu'il avait pu étancher sa soif avec une aussi faible quantité de liquide. Quelques jours après, la quantité de tisane put être réduite à quatre pots, et non seulement pendant les 11 jours de durée du rhumatisme, mais après sa guérison, la polydipsie ne reparut pas.

*
* *

L'alcoolisme aigu et les écarts de régime auraient maintes fois provoqué la polyurie. Haughton (3), Kien, Kiener ont cité des cas de polyurie qui avait brusquement débuté au lendemain de copieuses libations ayant entraîné l'ivresse ; les faits de Griesinger (4), de Chassaignac, de Jacquemet, d'Ebstein viennent encore confirmer les précédents. Mais, s'agissait-il réellement du diabète hydrurique ?

Le rôle étiologique de l'alcoolisme chronique n'est pas absolument prouvé. M. Lancereaux incrimine particulièrement l'absinthisme. Dans l'observation de Poggiale que nous donnons ici, la seule cause de polyurie qui soit mentionnée est l'abus du vin.

---

(1) EBSTEIN. *Deutsche Arch. f. Klin. Med.*, XI, 1873.
(2) DEBOUT. *Bulletin de thérap.*, t. XLVIII, 1855.
(3) HAUGHTON. Notes on diab. insip. *Dubl. quarterly journ.*, 1863.
(4) GRIESINGER. *Arch. f. physiol. Heilk.* 1er cahier, p. 22, 1859.

Obs. V (1). — Mazel (Auguste), âgé de 25 ans, caporal au 11e de ligne, entré au Val-de-Grâce le 2 août 1853, est d'une constitution moyenne, brun et d'un embonpoint médiocre. Il a toujours joui d'une bonne santé; on ne peut constater chez lui aucune lésion organique.

Mais il se plaint depuis deux mois d'une soif ardente, presque insatiable, et de sécheresse constante de la gorge; sa salive est plus rare et lui semble plus épaisse. L'appétence exagérée des boissons s'est rapidement développée chez lui; quinze jours après qu'elle eut commencé, il n'ingérait pas moins de 25 à 30 litres d'eau dans les 24 heures. S'il ne se fût retenu, il en aurait bu davantage. La soif le réveillait fréquemment pendant la nuit, et s'il ne pouvait se procurer assez d'eau, il buvait son urine.

Il a un peu maigri depuis deux mois; l'appétit est bien conservé, et il ne recherche aucun aliment particulier. Les digestions sont parfaites, les fonctions de la peau normales, et s'il n'était pas toujours forcé de boire et souvent d'uriner, il serait, comme d'ordinaire, en parfaite santé. Il avoue s'être un peu adonné au vin : C'est là peut-être, dit-il, la cause de ma maladie.

Son urine est très abondante et en rapport avec la quantité de boisson absorbée; elle ne contient ni glucose ni albumine. C'est donc un cas de polydipsie parfaitement constaté; c'est une simple névrose, une lésion de fonction sans lésion appréciable d'organe.

. . . .

Si l'on compare les résultats consignés dans ce tableau avec ceux que différents chimistes ont obtenus en opérant sur l'urine normale de l'homme, on remarque :

1º Que la totalité de l'urine rendue dans l'espace de 24 heures est 17 fois plus considérable que dans l'état normal :

2º Que la densité de cette urine est sensiblement 17 fois plus faible que l'urine normale ;

3º Que pour 1,000 grammes d'urine la proportion d'urée n'est que de 0gr,642, tandis qu'elle s'élève à 12 grammes environ en état de bonne santé ;

4º Que la quantité d'acide urique est représentée par 0gr,035 au lieu de 0gr,600 ;

5º Que le chiffre des matières fixes n'est que de 0gr,715, au lieu de 12 grammes en moyenne ;

6º Que la quantité des matières solides dans l'urine des 24 heure est sensiblement la même que celle qui est fournie par l'urine normale.

*
* *

---

(1) Poggiale. *Gaz. méd. de Paris,* 1854.

Par contre, Oppenheim (1) a vu le diabète hydrurique se déclarer chez deux buveurs quelques semaines après la suppression des liqueurs alcooliques.

Beneke (2) a fourni des observations probantes de diabète aqueux causé par une cure intempestive d'eau minérale, par l'usage immodéré du chlorure de sodium, l'abus des bromures. Mais ces faits paraissent être tout à fait exceptionnels et n'ont été signalés par aucun autre auteur.

On trouve dans la littérature médicale un assez grand nombre de cas où la polyurie simple reconnaît manifestement pour cause une lésion traumatique de l'encéphale. Dans l'observation rapportée par Baudin (3), il s'agit d'un individu qui, après avoir reçu un coup sur la partie latérale droite de la tête, perdit connaissance, puis fut pris d'un frisson, de fièvre et de polyurie simple qui s'amenda au quarantième jour. Le malade de Debrou (4) avait fait une chute sur le front; il perdit connaissance, eut un écoulement de sang par l'oreille gauche, de l'agitation et de la polyurie qui s'amenda au trentième jour. D'autres auteurs ont vu la polyurie succéder à des chutes sur la tête (Chassaignac, Mœsler, Fischer), à des coups portés sur la région céphalique (Jacquemet). Moutard-Martin (5) a observé un cas de polyurie dans les circonstances suivantes : il s'agissait d'un individu qui, à la suite d'une chute sur la tête, portait une plaie profonde de 5 centimètres siégeant sur la bosse frontale droite avec, peut-être, une fracture du crâne, et qui présenta des troubles de la parole, de l'altération du caractère, une démarche titubante, un mouvement de recul précédant la marche et des vertiges; depuis l'accident, il était polydipsique et polyurique, puis il devint polyphagique. Ce malade présentait donc les trois symptômes principaux du diabète hydrurique. Dans un cas de Martin (6), ce fut à la suite d'une chute sur les pieds que la polyurie se manifesta. Fritz a rapporté un fait semblable.

Obs. VI (7). — *Chute sur les pieds; symptômes de commotion cérébrale, polyurie. Guérison.*

Marie S..., âgée de 14 ans, tombe sur les pieds dans un ruisseau, après avoir glissé sur un escarpement de 4 à 5 mètres de hauteur (11 juillet 1856). Elle est pâle, refroidie, morte en apparence quand on la retire au

----

(1) Oppenheim. Zeitschr f. klein, Med. V, VI, 1883.
(2) Beneke Stud. zur Urolog. (Arch. f. Wiss. Heilk., 4).
(3) Baudin. *Thèse*, Paris, 1855.
(4) Debrou. *Gaz. des hôp.*, 11 févr. 1860.
(5) Moutard-Martin. *Un. méd.*, t. V, 1860 et *Gaz. des hôp.*, 11 févr. 1860.
(6) Martin. *Mon. des hôp.*, 11 févr. 1857.
(7) Fritz. *Gaz. hebd.*, 1859.

bout d'une heure. Quatre heures après l'accident, M. Martin la trouve dans un état comateux, paraissant cependant conserver quelque sensibilité; grincements des dents, face colorée, vomissements, pupilles dilatées, strabisme; hémorragie par l'oreille gauche, qui dure la plus grande partie de la journée (sangsues, purgatifs). Amélioration les jours suivants.

Le 19, intelligence assez nette, moins de strabisme, sommeil paisible, appétit, amblyopie.

Le 20, sans cause connue, soif inextinguible; la malade boit 6 litres de tisane dans les 24 heures, et rend une quantité équivalente d'urine décolorée, limpide comme de l'eau de roche, ne contenant ni sucre ni albumine. Pas de douleurs lombaires. La polyurie dure, avec les phénomènes qui l'accompagnent, jusqu'au 29 juillet.

Le 4 août, la soif a cessé et l'appétit est vif; il ne reste qu'un peu d'amblyopie et de tournoiement de tête qui disparaissent à la fin d'août. Marie, qui avait perdu la mémoire de certains noms propres, la recouvre, mais elle a perdu le souvenir de tout ce qui a précédé de très près sa mésaventure.

*
* *

On remarquera que, dans le cas de Fritz, la polyurie, au lieu de débuter immédiatement après l'accident, n'a fait son apparition que le neuvième jour.

Il peut arriver que la polyurie simple succède à une glycosurie traumatique: une observation de Plagge (1) en fournit la démonstration; Fritz l'a résumée de la façon suivante : « Diabète consécutif à un coup de bâton sur l'occiput; dysurie, amblyopie, etc., puis polyurie simple. Guérison ».

Les faits de Baudin, de Debrou, de Plagge, de Fritz sembleraient indiquer que la polyurie, suite de traumatisme encéphalique ou de commotion cérébrale, est destinée à guérir spontanément au bout d'un ertaine nombre de jours; elle ne survivrait pas aux autres phénomènes morbides provoqués par l'accident dont les patients ont été victimes. Il n'en est pas toujours ainsi. L'observation suivante de Charcot, qui est un exemple bien net de diabète hydrurique par commotion cérébrale, fait voir l'affection persistante et, pour ainsi dire, définitivement installée après la guérison complète des accidents morbides qui l'avaient accompagnée à son début.

Obs. VII (2). — Un garçon âgé de dix-huit ans, exerçant la profession de sellier, entra à l'hôpital de la Charité, salle Saint-Charles, n° 4, en jan-

---

(1). Plagge. Diab. traumat. *Virchow's Arch.*, XIII, 1859 et *Un. méd.*, 22 mars 1860.

(2) Charcot. *Gaz. hebd.*, 3 févr. 1860.

vier 1855. Il était atteint d'une varioloïde légère, dont la guérison spontanée s'opéra très rapidement. A peine eut-elle cessé d'exister que le malade, au grand étonnement de ses voisins et des employés de la salle, donna les signes d'une soif excessive. Il ingérait, disait-on, de huit à dix pots de tisane par jour, et, pendant la nuit, il se réveillait, en outre, plusieurs fois pour boire encore. Il mangeait aussi avec voracité. Instruit de ce qui se passait, nous examinâmes ce garçon de plus près ; voici d'abord ce qu'il nous apprit : il y a six ans de cela, il reçut sur le front un coup de pied de cheval. La connaissance fut perdue, à ce qu'il paraît, pendant quelques minutes seulement ; seulement le choc avait dû être assez violent, car une vaste plaie, dont la cicatrice, aujourd'hui encore est des plus évidentes, divisait la peau du front. Cette plaie ne fut guérie d'ailleurs qu'au bout d'un mois. C'est, au dire du malade, le jour même de l'accident que se déclara la soif exagérée qui, depuis cette époque, n'a jamais cessé de le tourmenter jour et nuit. Le besoin d'uriner, depuis la même époque, se fait sentir très fréquemment, soit pendant le jour, soit pendant la nuit, et les urines rendues sont très abondantes. Cet état constitue, depuis six ans, une sorte d'infirmité d'ailleurs assez supportable et qui ne paraît intéresser en rien la santé générale du sujet. Il est, en effet, d'une bonne constitution, vigoureux, et jouit même d'un certain embonpoint. Il porte sur le front une longue cicatrice linéaire, formant un arc à convexité dirigée en haut et à droite, qui, partant de la partie moyenne du sourcil droit qu'elle divise, se dirige de bas en haut et de droite à gauche vers l'angle gauche du front. Elle est retractée, assez profonde, et d'une étendue de 3 pouces et demi environ. Pendant plusieurs jours, nous avons fait recueillir avec soin les urines et doser les boissons. Le malade boit en moyenne de 6 à 7 litres de liquide par jour et de 2 à 3 litres pendant la nuit. La quantité des urines rendue dans les vingt-quatre heures égale, à peu de chose près, celle des boissons ingérées. Ces urines sont limpides, transparentes, incolores, tout à fait sans odeur, et semblables, en un mot, à de l'eau pure. Nous nous sommes assuré, à plusieurs reprises, qu'elles ne contenaient ni sucre ni albumine. La polydipsie et la polyurie ont complètement cessé tant qu'a duré l'affection aiguë qui avait nécessité l'admission du malade à l'hôpital.

Avant de passer en revue les autres traumatismes qui peuvent engendrer la polyurie, nous nous occuperons des lésions non traumatiques de l'encéphale. Nous croyons, en effet, mettre cette étude à sa place en la rangeant à côté de celle des traumas encéphaliques. De même, après avoir vu l'action des blessures et des contusions des parties périphériques, nous dirons un mot des lésions organiques et inflammatoires de ces mêmes régions.

Les lésions non traumatiques de l'encéphale qui provoquent l'hydrurie sont des plus variées ; ce qui importe, ce n'est point leur nature infectieuse, toxique ou néoplasique, c'est leur topographie. Cette constatation n'a rien que de très logique si l'on admet que la maladie dont nous nous occupons reconnaît pour cause intime et nécessaire une altération d'une région déterminée de l'encéphale.

Potain (1) a rapporté un exemple de polyurie causée par une hémorragie cérébrale, Ebstein a fait remarquer l'importance des maladies localisées au bulbe et, en particulier, au quatrième ventricule. Dans le cas de Liouville, il s'agissait d'un foyer hémorragique protubérantiel. Mœsler (2) a rapporté l'observation d'une jeune fille de vingt-deux ans qui avait eu des étourdissements dès son enfance, des vomissements et de la céphalalgie depuis l'âge de vingt ans ; l'urine ne contenait pas de sucre ; à l'autopsie que pratiqua Virchow, on se trouva en présence d'un gliosarcôme adhérant au plancher du quatrième ventricule. Leyden (3) a observé un homme de quarante-deux ans, hémiplégique du côté droit depuis douze ans, épileptique depuis quatre ans, qui urinait de 4,300 à 8,500 centimètres cubes par jour ; comme la parole était embarrassée et la langue parésiée, l'auteur a considéré que les accidents étaient dus à une lésion des origines de l'hypoglosse près des olives, juste au point que Claude Bernard excitait chez les animaux pour produire la polyurie simple.

Schultzen a publié une observation de tumeur encéphalique qui avait déterminé de la polyurie simple. Lancereaux a publié un cas très curieux de polyurie abondante causée par une altération bien limitée du plancher du quatrième ventricule (obs. XX). Dans le cas d'Ollivier (4), les hémisphères cérébraux et les ventricules étaient le siège d'un foyer hémorragique. Dans le cas d'Edgren (5), il s'agissait de destruction partielle du noyau lenticulaire de la capsule interne. Roberts (6) a observé un homme de trente-cinq ans sujet à des attaques de nerfs dont quelques-unes présentaient un caractère épileptiforme, et qui, depuis vingt mois, était atteint de surdité complète et permanente ; le malheureux perdit successivement l'œil gauche et l'œil droit à six mois d'intervalle ; depuis vingt mois, il excrétait deux à trois gallons d'urine par jour. Roberts soupçonna l'existence d'un kyste hydatique intracrânien. Dickinson a publié un fait de diabète limpide chez une enfant de cinq ans consécutif à une tuberculose des membranes de la base du cerveau (Obs. XXI). Des lésions tuberculeuses ont été trouvées par Roberts : dans un cas, un tubercule avait envahi l'hémisphère gauche et le côté droit du cervelet. Mœsler rapporte l'observation d'un enfant de sept ans, polyurique, qui avait eu à trois ans

---

(1) POTAIN. *Gaz. des hôp.*, 1862.
(2) MŒSLER. Zur casuistik der Hirntumoren. *Virchow's Arch.*, XLIII, 1868.
(3) LEYDEN. *Berlin Klin. Wochenschrift*, n° 37, 1865.
(4) OLLIVIER. *Soc. de biol.*, 1876.
(5) EDGREN. *Nord.méd. Arch.*, 1890.
(6) ROBERTS. *Loc. cit.*

une méningite cérébro-spinale. Liouville et Longuet (1) ont vu une tumeur de nature tuberculeuse située sur la face inférieure du cerveau causer la polyurie simple. Leudet (2) a publié une observation de polyurie causée par une méningite d'origine alcoolique; dans une autre observation, il s'agissait d'une méningite scléreuse syphilitique. Les encéphalopathies syphilitiques ont encore été mises en cause par Perrould, Mœsler qui a trouvé, à l'autopsie d'un syphilitique polyurique, un ramollissement des hémisphères et du quatrième ventricule, par le professeur Semmola (3), qui a publié trois cas cliniques de syphilis cérébrale avec émission très abondante d'urine de faible densité, par Lancereaux (4). Dans sa thèse inaugurale, Pain rapporte l'observation suivante :

OBS. VIII, *recueillie dans le service de M. le Pr Lasègue, par M. Mesnet* (5).

Hérissé, 53 ans, corroyeur. Entré le 23 mars 1879.

Ce malade entre à l'hôpital parce qu'il a des douleurs de reins violentes, et qu'il urine bien plus fréquemment que d'habitude. Le malade éprouve une certaine difficulté à s'exprimer ; il a, de son propre aveu, perdu en partie la mémoire, ce qui rend assez difficile la recherche des antécédents; il paraît ne pas comprendre toujours les questions qu'on lui pose. Voici ce qu'il raconte sur ses antécédents :

Il y a vingt ans, il a été soigné pour la syphilis à Constantine, puis il eut, dit-il, de petits abcès aux jambes ; on trouve en effet sur la face interne des tibias des cicatrices et des périostoses.

Aucun accident pendant quinze ans à peu près, puis le malade fut pris de douleurs dans les jambes et d'impossibilité de marcher ; ces accidents durèrent à peu près deux mois. Quelque temps après ces accidents, le malade fut pris un jour d'un étourdissement tel qu'il perdit l'équilibre et tomba à terre.

Ces étourdissements se sont produits plusieurs fois ; depuis quelque temps ils survenaient trois ou quatre fois par mois.

Ces étourdissements se produisent sous deux formes :

Tantôt ce n'est qu'un malaise passager, le malade a le temps de prendre un point d'appui, et en quelques secondes le malaise est terminé ; tantôt la perte de connaissance est subite et complète, le malade tombe à terre, mais pour se relever au bout de quelques minutes (10 minutes environ).

Il s'est produit dans une de ces chutes une fracture du maxillaire inférieur.

(1) LIOUVILLE et LONGUET. *Arch. de physiol.*, n° 3, p. 322.
(2) LENDET. *Clin. de l'Hôt.-Dieu de Rouen*, 1874.
(3) SEMMOLA. *Gaz. des hôp.*, p. 260, 1881.
(4) LANCEREAUX. *Thèse* d'ag., 1869 et Traité de la syphilis, 1866.
(5) PAIN. *Thèse*, Paris, 1879.

7 avril. — Depuis son entrée le malade n'a jamais eu d'attaques complètes, il n'est jamais tombé.

Il se plaint d'être toujours altéré et d'uriner très fréquemment.

La quantité d'urine rendue en 24 heures est de neuf litres, elle ne contient ni sucre ni albumine.

L'état général est satisfaisant, pas d'amaigrissement, le malade cependant a peu d'appétit.

Pas de troubles de la sensibilité ni de la motilité.

On donne au malade du bromure de potassium, la quantité d'urine rendue diminue peu à peu, le malade sort au commencement du mois, ne rendant plus que deux litres d'urine par jour.

Pour clore la liste des encéphalopathies de nature diverse capables d'engendrer le diabète aqueux, il nous reste à mentionner les altérations encéphaliques d'origine saturnine, dont Hugonard a publié une observation très curieuse que nous donnons ici en partie :

Obs. IX (1). — G... (François), 49 ans, charron, né à Saint-Savin (Isère), demeurant à Lyon. Entre à l'Hôtel-Dieu le 23 août 1878 ; en sort pour aller à Longchêne le 4 février 1879. Homme vigoureusement bâti ; parents morts âgés ; a fait quelques excès alcooliques.

En 1843, il a travaillé, pendant cinq semaines seulement, dans une fabrique de céruse à la Guillotière. A ce moment, il a dû quitter l'usine à la suite de coliques ayant débuté par des douleurs très vives. Vers le troisième jour de sa maladie, il eut, pendant deux ou trois jours, une perte de la connaissance qui se termina par des vomissements. Ces coliques ont nécessité un séjour de près de trois mois à l'Hôtel-Dieu. Il en est sorti incomplètement guéri, avec un certificat constatant l'empoisonnement saturnin. Il n'a jamais eu d'arthropathie, mais il a toujours conservé des douleurs de ventre qui ne l'ont pourtant pas empêché de travailler. A la suite de cette première maladie, se sentant très faible, il reste une sixaine de mois en convalescence dans son pays natal.

Depuis sa première maladie, il a une soif ardente et de la fréquence dans la miction. Depuis deux ou trois ans, il boit, par jour, environ quatre litres de vin, plus une grande quantité d'eau, et il urine jusqu'à dix fois par nuit.

Ce malade a donc présenté de la polyurie, puisque le minimum d'urine excrétée a été de 2 litres, et qu'il a rendu jusqu'à 8 litres durant son dernier séjour, de telle sorte que la moyenne a été de 3 litres et demi.

---

(1) Hugonard. *Lyon Méd.*, t. XXXV, 1880.

Il n'a pas présenté d'azoturie, car il a eu une fois 17^{gr},1 d'azote et une autre fois 16 grammes ; tous les autres jours il a été au-dessous de ces chiffres ; il en a présenté jusqu'à 6 grammes seulement par jour, et sa moyenne durant tout son dernier séjour a été de 8^{gr},85 seulement.

La phosphaturie ne peut pas davantage être invoquée, le maximum ayant été de 2^{gr},40 d'acide phosphorique et sa moyenne de 1^{gr},022.

Quant aux chlorures, il a eu, il est vrai, une fois un maximum de 44 grammes ; mais l'alimentation a une telle influence sur leur quantité dans l'urine qu'on ne peut pas en tenir grand compte ; et, d'ailleurs, la moyenne n'a été que de 20^{gr},10, chiffre qui n'est pas assez élevé au-dessus de la normale pour qu'on doive, à ce que je crois, y prêter une grande attention.

Il est donc atteint d'une hydrurie simple.

Quelles sont les heures de la journée où l'urine est le plus chargée en azote, chlorures et acide phosphorique ? Pendant une première période de 14 jours, au début du dernier séjour du malade à l'Hôtel-Dieu, on a trouvé :

	Minimum	*Maximum*
Azote par litre. .	10 h. soir : 1^{gr},85	11 h. matin : 3^{gr},40
Chlorures. . . .	minuit : 4 35	11 — : 7 20
Acide phosphor. .	10 h. soir : 0 24	4 h. soir : 0 61

Dans une seconde période de 22 jours, on a divisé la journée en quatre parties de 6 heures chacune, et on a pris séparément l'urine de ces portions de journée. J'appellerai :

1re partie, celle de 9 heures du matin à 3 heures du soir.
2e — 3 heures du soir à 9 heures du soir.
3e — 9 heures du soir à 3 heures du matin.
4e — 3 heures du matin à 9 heures du matin.

Pendant cette période, les moyennes des quantités d'urine, d'azote, de chlorures et d'acide phosphorique excrétées dans chaque quart de journée ont été les suivantes :

	Urines	*Azote*	*Chlorures*	*Acide phosphorique*
1re partie	1200 cc	3^{gr},45 (max.)	7^{gr},85	0^{gr},40 (max.)
2e —	1550 (max.)	3 35	8 50 (max.)	0 39
3e —	1100	2 50	5 60	0 27
4e —	800 (min.)	1 95 (min.)	4 30 (min.)	0 235 (min.)

Les maxima d'urine et de chlorures sont excrétés de 3 heures à 9 heures du soir.

RODAT.

Les maxima d'azote et d'acide phosphorique le sont de 9 heures du matin à 3 heures du soir.

Les minima se trouvent tous dans la même période (4e) de 3 heures du matin à 9 heures du matin.

Du 27 mars au 7 avril, on a examiné les urines au point de vue de l'albumine et on a trouvé six fois le maximum de 3 heures du matin à 9 heures du matin, et six fois le minimum de 9 heures du matin à 3 heures du soir.

A différentes reprises, on a ensuite cherché l'albumine et on a vu qu'elle augmentait presque constamment.

Pronostic. — Que conclure au point de vue du pronostic de cette présence et de cette augmentation de l'albumine?

Je serais tout disposé à voir chez ce malade des reins surmenés par le travail énorme qu'ils ont eu à accomplir pendant un certain temps. A plusieurs reprises déjà il avait présenté une albuminurie légère et passagère; elle est continue maintenant. N'aurait-il pas eu plusieurs poussées de néphrite parenchymateuse qui se serait amendée à plusieurs reprises et qui serait enfin devenue définitive? Je le crains bien pour lui.

Étiologie. — Quant à la cause de la maladie, je pense qu'elle remonte très loin. En effet, depuis son encéphalopathie saturnine (1843), cet homme a remarqué qu'il était en proie à une soif ardente et qu'il urinait plus fréquemment. Cette maladie lui a laissé une grande faiblesse, et depuis tous ces symptômes sont allés en augmentant, mais avec une lenteur extrême. A-t-il une lésion des centres nerveux, c'est ce qu'il me serait difficile de dire et plus difficile encore serait la localisation de cette lésion. Pourtant pourrait-on peut-être tirer quelques déductions de la douleur presque constante dont il se plaint, douleur profonde ayant son point de départ au niveau de la partie supérieure de la nuque et entourant la tête en passant au-dessus des conduits auditifs.

Traitement. — Les traitements dont on a eu le plus à se louer ont été l'ergotine, l'électrisation avec le courant descendant, la noix vomique et le bromure de camphre.

Avant d'aller plus avant dans notre travail, examinons la question de savoir si les faits que nous venons d'énumérer rentrent bien dans notre sujet ou, en d'autres termes, si la polyurie simple d'origine encéphalique ne sort pas du cadre du diabète hydrurique. Dans son traité si complet du diabète, M. Lécorché sépare nettement de la *polyurie essentielle* l'exagération de l'excrétion urinaire, symptomatique des lésions traumatiques et spontanées de l'encéphale. Nous ne saurions, pour notre part, adopter cette manière de voir et nous acceptons entièrement les conclusions de M. Demange (1) : « Dans un certain nombre de faits, dit cet auteur,

---

(1) DEMANGE. *Loc. cit.*

on ne peut cependant refuser un rapport de causalité entre la lésion cérébrale constatée à l'autopsie et la polyurie ; ces cas rentrent-ils réellement dans l'histoire du diabète hydrurique ou de la polyurie essentielle, tel que nous avons cherché à le faire comprendre ; ne doivent-ils pas plutôt être considérés comme des cas de polyuries symptomatiques de lésions cérébrales ? Nous ne le pensons pas ; on nous accordera que ces lésions ont au moins été la cause déterminante de la maladie. On ne peut en effet se défendre de rapprocher ces cas des résultats obtenus par Claude Bernard sur les animaux, à savoir : une blessure de la moelle allongée un peu au-dessus des origines du nerf auditif détermine une polyurie, sans glycosurie ni albuminerie ». D'ailleurs, en nous en tenant au domaine purement clinique, qui doit seul nous occuper pour l'instant, nous demanderons aux partisans de la scission entre le diabète hydrurique et la polyurie, symptomatique de certaines encéphalopathies, pourquoi ils élèvent une barrière quasi infranchissable entre deux états pathologiques identiques bien que relevant de causes différentes. Un complexus morbide qui aura pris naissance à la suite d'une émotion, d'un coup de froid, etc... sera nommé par tout le monde diabète hydrurique ou polyurie essentielle ; sera-t-il logique de décrire sous un autre nom un appareil symptomatique identique, uniquement parce qu'il reconnaîtra pour cause un traumatisme ou une altération spontanée de l'encéphale ? Nous ne le croyons pas.

Nous citerons également parmi les causes de diabète aqueux, les lésions accidentelles ou spontanées de diverses régions et de divers organes, lésions qui ont été reconnues capables de provoquer la polyurie. Nous verrons plus loin par quel mécanisme des affections aussi dissemblables que celles dont nous allons parler ont pu provoquer la maladie ; nous nous contenterons, pour le moment, d'enregistrer les faits. Des exemples de contusion de la région lombaire ont été rapportés par Vigla (1), R. Goolden (2), Golding-Bird (3). L'un des malades

---

(1) Vigla. Pol. traum. *Un. méd.*, 1855.
(2) Goolden. On diab. and its relations to brain affections, 1854. Pathol. of diab. 1854.
(3) Golding-Bird. *Loc. cit.*

que nous avons interrogés faisait remonter le début de son affection à une chute dans un escalier :

Obs. X *(personnelle)*.

G. Phil., âgé de 46 ans, charron.

Mère âgée de 71 ans, bien portante, mais très nerveuse.

Père mort à 51 ans d'une maladie de poitrine.

Il y a eu quatorze enfants, sept garçons et sept filles. Neuf sont morts de 18 à 31 ans ; tous les neuf auraient succombé à une maladie de poitrine. Cinq sont actuellement vivants, trois filles et deux garçons. Des trois filles, l'une se porte bien, les deux autres sont atteintes depuis deux ans d'une affection de l'appareil respiratoire. L'un des garçons a une bonne santé, l'autre est le sujet de cette observation. Tous ses frères et sœurs sont, dit-il, très nerveux, mais aucun d'eux ne paraît avoir présenté d'accident névropathique notable.

Pendant son enfance, G. Phil. avait peur de l'obscurité ; il n'aimait pas sortir la nuit. Depuis sa naissance jusqu'à l'âge de 6 à 7 ans, le malade a eu des convulsions. Jusqu'à l'âge de 16 ans, il a eu de l'incontinence nocturne d'urine.

A 19 ans, il a eu une variole dont la convalescence a duré trois mois.

Il y a six ans, il a eu une fièvre typhoïde qui a été traitée par l'hydrothérapie froide.

Il y a deux ans, il est entré à la Charité dans le service de M. Labadie-Lagrave. Il souffrait d'une diarrhée sanguinolente, de coliques hépatiques. Il devint ictérique et fut soumis à une intervention chirurgicale, grâce à laquelle on retira les calculs qui obstruaient les voies biliaires. Mais il eut de l'œdème aux membres inférieurs, de l'ascite, de l'albuminurie. Il fut ponctionné trois fois et prit de la digitale. Il sortit de l'hôpital après un séjour de 23 mois et reprit son métier de charron. Mais il devait interrompre souvent son travail, qui le fatiguait beaucoup.

Deux mois après, il eut une nouvelle attaque de coliques hépatiques.

Le 16 décembre 1896, il entra à la Charité, dans le service de M. Bouchard, où il fut traité pour une congestion pulmonaire double avec expectoration d'abord sanguinolente, plus tard purulente et accompagnée de fièvre durant deux mois. Il est demeuré dix mois dans le service de M. Bouchard et, à sa sortie, il toussait un peu et avait une dyspnée d'effort qui l'empêchait de travailler.

Depuis l'âge de 10 ans environ jusqu'à 40, il a été sujet à des attaques qui se renouvelaient tous les mois et qui présentaient les caractères suivants : pendant le jour et au milieu de son travail, il entendait tout à coup des bourdonnements, était pris d'étourdissement, devenait très pâle et, s'il n'avait pris soin de s'asseoir dès le début de son vertige, il tombait. Il perdait entièrement connaissance, sa figure se congestionnait, il s'agitait avec violence et répandait des larmes ; il ne se mordait pas la langue, mais il avait de l'incontinence d'urine. Puis il s'endormait profondément ; au bout de cinq à six heures, il se réveillait très fatigué, ayant mal à la tête, envie de vomir, mais complètement ignorant de ce qui s'était passé. Trois à cinq jours lui étaient nécessaires pour se reposer après chaque attaque. Le malade suivit un traitement bromuré et n'eut plus d'attaques à partir de l'âge de 40 ans.

Il y a 6 ou 7 ans, on vint lui annoncer tout à coup que sa femme était tombée par la fenêtre et s'était tuée dans sa chute, ce qui était vrai. Quelques jours après, il fit un faux pas dans un escalier, tomba et parcourut sur le dos la hauteur d'un étage. Cet accident lui causa une grande frayeur. Depuis lors, il s'aperçut qu'il urinait avec une abondance insolite ; les mictions atteignaient les chiffres de vingt pendant le jour, de cinq à six pendant la nuit ; quelquefois, l'urine était émise inconsciemment ; elle empesait le linge. Il buvait et mangeait plus que précédemment, éprouvait une lassitude extrème. Il fut soigné chez lui. Au bout de trois mois, la polyurie s'était amendée notablement, mais le chiffre des urines se maintenait au-dessus de la normale. Il put reprendre son travail.

Six à sept mois après, comme il était soigné dans le service de M. Bouchard pour la congestion pulmonaire mentionnée plus haut, il fut pris, sans cause appréciable, d'une nouvelle atteinte de polyurie. La quantité d'urine fut de huit litres et plus. Au bout d'un mois, quand il quitta l'hôpital, il excrétait encore cinq litres d'urine par vingt-quatre heures.

Il est demeuré à Vincennes quinze jours et, quatre jours après, il entrait dans le service de M. le professeur Jaccoud, le 6 novembre 1897 pour une troisième attaque de polyurie.

État actuel, le 9 novembre 1897. — G. Phil. est un homme grand et fortement obèse. A chaque atteinte de polyurie, il a maigri pour reprendre son embonpoint ordinaire une fois l'attaque passée. Il y a quinze mois, il pesait, dit-il, 132 kilogrammes ; actuellement, son poids est de 106 kilogrammes.

Quand il se baisse, il a la sensation d'une barre douloureuse dans la région de l'hypocondre droit. A la moindre fatigue, il a des palpitations et de la dyspnée, des douleurs en ceinture dans la région lombaire ; quand il se baisse ou se tourne vivement, il éprouve une sensation vertigineuse et il a de l'obnubilation de la vue. Pendant la nuit, il a des accès d'étouffement qui sont calmés par les inhalations d'oxygène. Il tousse un peu, mais n'expectore pas. Il a une sensation permanente de gène sous le mamelon gauche, là où bat la pointe du cœur. Il a remarqué que sa mémoire devenait mauvaise. Le sens génésique est complètement supprimé chez lui. Il n'a ni diarrhée, ni constipation.

Il présente de la polydipsie et de la polyphagie bien carctérisées ; on lui donne des boissons comme il en veut et un supplément de viande et de pain. Il a des crampes dans les mollets et dans les cuisses et se plaint d'une sensation marquée de faiblesse.

A l'examen du thorax, on trouve une très légère submatité des bases en arrière et, à l'auscultation des poumons, on entend des râles souscrépitants fins qui prédominent aux deux bases ; rien aux sommets.

Rien à l'auscultation du cœur. Pouls normal.

Pas de clapotage stomacal. Percussion du foie normale. Rate insensible à la percussion.

Région lombaire légèrement sensible à la percussion et à la pression.

Le réflexe rotulien est sensiblement diminué des deux côtés. Le réflexe pharyngien est conservé.

Il semble au malade qu'il sent mieux du côté droit que du côté gauche. L'examen permet de constater de l'hypoesthésie aux membres inférieurs et aux avant-bras ; la diminution de la sensibilité est plus marquée aux membres inférieurs qu'aux avant-bras ; elle est moins marquée à l'avant-bras droit qu'à celui du côté gauche.

Il existe un rétrécissement bilatéral du champ visuel.

On prescrit au malade du bromure de potassium aux doses croissantes de deux, quatre et six grammes.

Le 30 novembre. — Le traitement bromuré, institué il y a huit jours, n'a produit aucun effet, ce qui n'a rien d'étonnant s'il est vrai que G. Phil. n'ait jamais pris sa potion bromurée, comme nous l'affirme son voisin de lit.

Le 3 décembre. — Le malade quitte le service de M. Jaccoud.

Nous donnons ci-dessous le tableau de la quantité quotidienne d'urine :

Le 9 novembre, quantité d'urine :	6 litres 1/2		
10	—	—	7 — 1/2
11	—	—	9 —
12	—	—	8 —
13	—	—	7 — 1/2
14	—	—	6 — 1/2
15	—	—	6 —
16	—	—	7 — 1/4
17	—	—	8 —
18	—	—	9 —
19	—	—	9 —
20	—	—	9 —
21	—	—	9 — 1/2
22	—	—	9 — 1/2
23	—	—	9 — 1/2
24	—	—	10 —
25	—	—	10 —
26	—	—	8 —
27	—	—	10 —
28	—	—	10 — 1/2
29	—	—	10 —
30	—	—	10 —
1er décembre,	—	—	10 — 1/2
2	—	—	10 —
3	—	—	10 —

L'analyse des urines a été faite, le 26 novembre, par M. Mangin, chef du laboratoire de la clinique. Voici ses résultats :

Quantité.	8 litres.
Densité.	1006.
Réaction.	alcaline.
Urée.	2^{gr},562 par litre.

Chlorures.	$3^{gr},92$	par litre.
Acide phosphorique.	$0^{gr},05$	—
Albumine.	néant.	
Sucre.	néant.	
Examen microscopique.	néant.	

La quantité de matériaux solides dans les vingt-quatre heures était donc la suivante :

Urée.	$20^{gr},496$
Chlorures.	31 36
Acide phosphorique.	0 40

*
* *

Piorry (1), Trousseau ont vu la polyurie survenir à la suite de contusions dans l'hypocondre droit. Dans le cas de Claude Bernard, un coup de pied de cheval dans la région du foie provoqua d'abord de la glycosurie, laquelle fit place à de la polyurie simple. Rostan (2) a rapporté un fait semblable.

Johannessen a observé un cas de diabète hydrurique survenu chez un sujet à la suite d'une piqûre à la nuque par un scarabée des bois ; il y avait eu une vive inflammation, de l'œdème et des manifestations nerveuses assez intenses. M. Grancher a soigné un enfant de huit ans dont la polyurie était aussi de cause traumatique. Il n'est pas toujours nécessaire que la lésion traumatique ait une certaine gravité. Joseph Frank (3) a vu survenir le diabète aqueux chez un garçon de douze ans dans les circonstances suivantes : cet enfant, en poussant la roue d'une voiture embourbée, ressentit une légère douleur à l'épigastre et fut pris d'une soif inextinguible ; il buvait vingt litres en vingt-quatre heures et urinait en proportion. Chez D. Cherf., nous voyons qu'un effort a déterminé une cinquième attaque de polyurie.

Obs. XI (personnelle).

D. Cherf, âgé de 53 ans, bamboutier.
Mère morte à 80 ans de bronchite (?). Elle était asthmatique depuis quarante ans.
Père rhumatisant, mort à 65 ans de la rupture d'un anévrisme.

---

(1) Piorry. Gaz. des hôp., p. 243, 1856.
(2) Rostan. Pol. traum. Un. méd., 1855.
(3) J. Frank. Loc. cit.

Quatre enfants ; deux morts, dans la première enfance, de choléra. Le frère du malade aujourd'hui vivant est âgé de 62 ans ; il a eu une fièvre cérébrale.

A l'âge de sept ou huit ans, D. Cherf. a été atteint d'ictère.

A seize ans, il a eu une angine couenneuse.

A dix-huit ans, il a eu une urétrite blennorragique.

Pendant les sept années de service militaire qu'il a faites dans la marine, il a eu la fièvre jaune à la Martinique.

Pendant la guerre de 1870-71, il a reçu un éclat d'obus qui lui a emporté un doigt et fait quelques autres blessures légères.

De par son métier de bamboutier, D. Cherf. est souvent exposé à avoir les mains et les pieds mouillés.

En 1880, il est resté pendant sept mois dans un hôpital de Lille pour une attaque de rhumatisme articulaire, dit-il.

En 1887, il avait fait le trajet de Lille à Paris à pied dans l'espace de trois jours et dans de mauvaises conditions hygiéniques ; aussitôt arrivé à Paris, il fut pris d'une hémoptysie et transporté à l'hôpital Andral, dans le service de M. Debove ; le malade était atteint d'une pneumonie du sommet droit qui devint plus tard gangréneuse. Au bout de neuf mois, D. Cherf. alla à Vincennes en convalescence ; mais, de nouveaux accidents gangréneux s'étant déclarés, il dut faire un séjour de cinq mois et demi à l'infirmerie de Vincennes.

A sa sortie, il put reprendre son travail. Mais il a eu, depuis lors, trois rechutes pour lesquelles il a fait trois séjours à la Pitié, dans le service de M. Jaccoud. Lors de son troisième séjour, M. Netter fit dans la caverne gangréneuse une ponction suivie de deux injections intrapulmonaires de *sublimé* à quelques jours d'intervalle. Depuis cette époque (1889), il n'a plus eu du côté du poumon d'accident assez grave pour nécessiter un nouveau séjour à l'hôpital. Pendant qu'il était encore à l'hôpital, il eut un accès nocturne de somnambulisme à la suite, dit-il, de l'ingestion d'une forte dose de chloral ; il quitta son lit et alla se promener dans la cour.

Au mois de décembre 1892, il s'aperçut qu'il urinait avec une abondance inaccoutumée ; il buvait et mangeait plus que de coutume. Il entra à l'hôpital Sainte-Eugénie, à Lille. Les besoins d'uriner étaient parfois si pressants qu'il avait un peu d'incontinence nocturne et qu'il urinait un peu dans son pantalon pendant la journée. Les urines auraient contenu des phosphates en excès. Il fut traité par la valériane, puis par l'ergot de seigle ; sous l'influence de ce dernier médicament, la quantité d'urine tomba du jour au lendemain de six à trois litres par vingt-quatre heures. Quand il quitta l'hôpital, au bout d'un mois et demi, il n'excrétait plus une quantité sensiblement anormale d'urine.

En 1894, pendant l'hiver, il entra à la Pitié, dans le service de M. Robin, pour une nouvelle attaque de polyurie ; la quantité d'urine émise dans les vingt-quatre heures atteignit le chiffre de quinze litres. On lui administra sans succès l'antipyrine et la valériane. Mais, sous l'influence du tellurate de soude, les urines tombèrent à six litres. D. Cherf. prit la scarlatine dans le service de M. Robin et fut transféré à Aubervilliers, dans le service de M. Roger. Pendant qu'il avait la scarlatine, ses urines contenaient une petite quantité d'albumine. Mais la polyurie, n'étant plus traitée, s'était accrue malgré l'état fébrile. M. Roger administra l'ergot de seigle ; du jour au lendemain, les urines tombèrent à deux litres en vingt-quatre heures. La médication fut continuée pendant trois ou quatre jours et la quantité d'urine ne s'accrût plus malgré le régime lacté intégral auquel était soumis le malade du fait de la scarlatine. D. Cherf. quitta l'hôpital ; il y avait environ un mois et demi qu'il était entré à la Pitié.

En 1895, pendant l'hiver, il entra de nouveau dans le service de M. Robin pour une troisième attaque de polyurie. On lui administra l'antipyrine, la valériane, puis le tellurate de soude associé à l'opium. Au bout d'un mois à un mois et demi, il quitta l'hôpital n'excrétant plus une quantité exagérée d'urine.

Pendant l'hiver de 1896, il demeura quinze jours dans le service de M. Robin pour une quatrième attaque de polyurie, qui s'amenda sous l'influence du tellurate de soude et de l'opium.

Le 6 décembre 1897, il était occupé à son travail, le corps plié en deux ; comme il se redressait brusquement, il ressentit une vive douleur au niveau de la région lombaire du côté gauche. Cette douleur persista et, la nuit suivante, D. Cherf. fut atteint d'une cinquième attaque de polyurie.

Il entre à la Pitié, dans le service de M. le professeur Jaccoud, le 11 décembre 1897.

État actuel, le 12 décembre. — D. Cherf. est un homme de taille moyenne ; son état général est satisfaisant ; il ne présente ni amaigrissement ni embonpoint notables. Il expectore tous les jours des crachats muco-purulents et franchement purulents, mais sans tousser beaucoup et sans fatigue. Depuis sa première atteinte de gangrène pulmonaire, il est sujet à des accès d'étouffement avec expiration prolongée. Depuis l'âge de vingt deux ans, il fait des excès alcooliques ; il a bu du vin, de la bière, de l'absinthe et d'autres liqueurs spiritueuses. Il a présenté, dit-il, en 1870, un tremblement intense des mains. Actuellement, avant son entrée à l'hôpital, il buvait à l'ordinaire un litre et demi de vin, deux petits verres et deux ou trois absinthes par jour.

Il est, dit-il, très gai, mais très émotif, susceptible ; il se met vite en colère, puis regrette parfois ce qu'il a dit et pleure alors facilement.

A l'examen du thorax, on constate les signes d'une caverne pulmonaire dans la région du lobe supérieur droit : à la palpation, augmentation des vibrations vocales ; à la percussion, sonorité présentant parfois le timbre de pot fêlé ; à l'auscultation, souffle caverneux, pectoriloquie et pectoriloquie aphone, un peu de gargouillement seulement quand le malade vient à tousser. L'examen des crachats, pratiqué à plusieurs reprises par M. Rosenthal, interne du service, n'a jamais permis de déceler aucun bacille de Koch.

Rien au cœur. Pouls normal.

Rien à signaler du côté de l'appareil digestif, si ce n'est une constipation habituelle datant depuis l'enfance.

La région lombaire du côté gauche est douloureuse spontanément et à la pression ; la douleur irradie dans la cuisse.

Lorsqu'on fait étendre la main au malade, on note un léger tremblement.

Le réflexe rotulien est exagéré du côté gauche.

Le réflexe pharyngien est intact.

Il existe une hypoesthésie légère du côté droit.

La pupille gauche est plus large que la droite. Il n'y a pas de rétrécissement du champ visuel. La vue est bonne.

La polyurie est surtout nocturne. D. Cherf. se lève jusqu'à dix fois par nuit pour uriner ; il émet à la fois une quantité d'urine suffisante pour remplir un urinal et demi. Pendant le jour, lorsqu'il est au repos il rend une quantité d'urine presque normale ; mais, s'il vient à marcher, la polyurie et la pollakiurie se manifestent avec intensité. En même temps que la polyurie, D. Cherf. a de la polydipsie et de la polyphagie.

Les attaques de polyurie n'ont jamais altéré chez lui le sens génésique.

Contre les douleurs lombaires, M. Jaccoud prescrit l'antipyrine.

Le 14 décembre. — Quantité d'urine : 7 litres. L'antipyrine n'ayant pas soulagé le malade, on lui donne un gramme de bibromhydrate de quinine par jour, en quatre prises. On applique des ventouses sèches *loco dolenti*.

Le 15 décembre. — Quantité d'urine : 7 litres. La douleur lombaire s'est atténuée.

Le 17 décembre. — Quantité d'urine : 6 litres. Comme il se plaint d'insomnie, on lui administre un gramme d'hydrate de chloral par vingt-quatre heures.

Le 20 décembre. — Quantité d'urine : 7 litres et demi. La douleur lombaire a disparu ; la partie supérieure de la cuisse reste un peu endolorie.

Le 22 décembre. — Quantité d'urine : 7 litres. On supprime le bibromhydrate de quinine. On donne trente grammes de sirop d'opium.

Le 24 décembre. — Quantité d'urine : 10 litres. Le malade a une faim insatiable, bien qu'il ait un supplément de pain et de viande.

Le 25 décembre. — Quantité d'urine : 12 litres. La douleur lombaire a reparu.

Le 30 décembre. — Quantité d'urine : 5 litres. Depuis trois jours, le malade éprouve, chaque matin, pendant une demi-heure environ, des coliques et va quatre fois à la garde-robe.

Le 31 décembre. — La douleur lombaire est très atténuée.

Le 5 janvier. — Quantité d'urine : 4 litres. Quand il marche, D. Cherf. éprouve encore de la douleur dans la région lombaire. Depuis deux jours, il n'y a plus de diarrhée.

Le 10 janvier. — Depuis 3 ou 4 jours, D. Cherf. dort mieux et boit moins. Il n'a plus de douleurs lombaires. Quantité d'urine : 3 litres.

Le 13 janvier. — Quantité d'urine : 4 litres. Depuis cinq à six jours l'appétit n'est plus exagéré ; il est normal.

Le 16 janvier. — Quantité d'urine : 3 litres. On supprime le chloral.

Le 17 janvier. — Quantité d'urine : deux litres et demi. Dans la journée d'hier, le malade semble avoir eu un accès de fièvre ; il raconte en effet qu'il a présenté les symptômes suivants : frisson, chaleur, sueur, céphalée, douleurs térébrantes dans la région sous-claviculaire du côté droit, tous phénomènes accompagnés d'anorexie. La nuit dernière, il a bien dormi et se trouve ce matin dans son état normal)

Le 21 janvier. — Quantité d'urine : 3 litres. D. Cherf. quitte l'hôpital.

Nous donnons ci-dessous le tableau de la quantité quotidienne d'urine.

Le 14 décembre, quantité d'urine : 7 litres

15	—	—	7	—	
16	—	—	7	—	
17	—	—	6	—	
18	—	—	6	—	1/2
19	—	—	5	—	
20	—	—	7	—	1/2
21	—	—	8	—	1/2
22	—	—	7	—	
23	—	—	10	—	
24	—	—	10	—	
25	—	—	12	—	
26	—	—	8	—	
27	—	—	8	—	
28	—	—	6	—	
29	—	—	6	—	
30	—	—	5	—	
31	—	—	5	—	
1er janvier.		—	5	—	1/2
2	—	—	6	—	
3	—	—	6	—	1/2
4	—	—	4	—	1/2
5	—	—	4	—	
6	—	—	4	—	
7	—	—	3	—	1/2
8	—	—	4	—	
9	—	—	3	—	
10	—	—	3	—	
11	—	—	3	—	
12	—	—	3	—	1/2
13	—	—	4	—	
14	—	—	4	—	
15	—	—	3	—	
16	—	—	3	—	
17	—	—	2	—	1/2
18	—	—	3	—	1/2
19	—	—	3	—	
20	—	—	3	—	1/2
21	—	—	3	—	

L'analyse des urines a été faite par M. Cousin, interne en pharmacie ; elle a donné les résultats suivants :

Densité.	1005
Acidité.	légère
Urée.	3^{gr},95
Chlorures.	2^{gr},25
Phosphates	0^{gr},156
Sucre	néant
Albumine	néant

Rapporter au litre.

Quantité émise par vingt-quatre heures : 10 litres. La quantité de matériaux solides excrétée dans les vingt-quatre heures est donc la suivante :

Urée. . . . . $39^{gr},50$
Chlorures . . . . $22^{gr},50$
Phosphates . . . . $1^{gr},560$

*
* *

Des lésions spontanées localisées à divers organes ont été notées par plusieurs auteurs. Pain explique la polyurie chez les tuberculeux, dont il rapporte quelques exemples, par la compression des *pneumogastriques* par des tubercules : Baum, de Dantzig, a vu la polyurie simple causée par un mal de Pott. Ralfe (1) a publié deux cas de compression du *pneumogastrique* gauche par un anévrisme aortique; Laveran et Teissier ont observé des faits semblables. Dans le cas de Haugton (2), les nerfs de l'abdomen étaient comprimés par une tumeur abdominale ; M. Bucquoy a observé la polyurie chez une femme atteinte de fibro-myôme utérin ; une tumeur du foie (Schrœder) peut aussi être en cause.

Si certaines lésions localisées peuvent engendrer le diabète aqueux, il en est de même de quelques maladies générales, mais les exemples de ce genre sont plus rares.

Il est une maladie qui doit prendre la première place dans cet ordre d'idées : c'est la syphilis. Nous avons parlé plus haut des néoformations spécifiques; nous n'avons pas à y revenir. Ce que nous voudrions montrer ici, c'est le fait suivant, à savoir que le virus syphilitique peut causer le diabète aqueux indépendamment de toute localisation encéphalique. Comme l'a si clairement exposé M. le professeur Jaccoud dans sa leçon clinique du 27 novembre 1897, on sera en droit d'incriminer cette maladie lorsqu'au cours d'une syphilis non traitée ou insuffisamment traitée, le diabète hydrurique apparaîtra sans qu'on puisse relever aucun trouble encéphalique ni aucune autre cause suffisante pour l'expliquer. Eh bien! le diabète hydrurique se développe parfois en pleine période secondaire de la syphilis. M. le professeur Fournier nous en fournit plusieurs exemples ; nous citerons l'observation suivante :

---

(1) RALFE. *The Lancet*, p. 308, 1876.
(2) HAUGTON. *Dubl. quarterby journ.*, 1863.

Obs. XII (1). — *Syphilis secondaire. Accidents multiples : syphilides muqueuses, syphilide pigmentaire, douleurs diverses, arthralgie, névralgie trifaciale, troubles de motilité bizarres dans une main, palpitations, refroidissement général, algidités périphériques, phénomènes d'analgésie et d'anesthésie, boulimie excessive et prolongée, polydipsie, coliques, diarrhée extraordinairement rebelle, etc.*

V... (Blanche), âgée de 16 ans, entre, le 11 mai 1869, à l'hôpital de Lourcine, salle Saint-Jean, n° 6.

Tempérament très lymphatique; embonpoint considérable, excessif surtout par rapport au jeune âge de la malade; face pâle et comme bouffie. — Bonne santé habituelle, à part quelques indispositions passagères.

Il y a huit mois, cette fille est déjà entrée à Lourcine, dans le service de M. le Dr Péan, pour une vaginite et des chancres; elle y est restée cinq mois environ, et a été soumise à un traitement mercuriel. Au sortir de l'hôpital, des accidents nouveaux se sont produits sur elle; aucun traitement ne leur a été opposé, et c'est pour ces accidents qu'elle se présente de nouveau à notre consultation.

Etat actuel, 12 mai : Syphilide papuleuse, humide, de toute la marge de l'anus; ulcéreuse sur quelques points; vulve saine; vagin et col sains; aménorrhée depuis deux mois, mais aucun signe de grossesse; douleurs dans le bas-ventre depuis deux mois. Depuis une quinzaine, palpitations de cœur, se produisant surtout dans l'exercice. A l'auscultation et à la percussion, nous ne constatons pas la moindre lésion du cœur. A peine un très léger murmure continu dans les vaisseaux du cou. Nulle autre manifestation syphilitique. — Traitement: bains, lotions à la liqueur de Labarraque, pansement à l'oxyde de zinc et ouate; une pilule de proto-iodure d'hydrargyre, sirop d'iodure de fer.

Guérison très rapide de la syphilide périanale. Douleur abdominale persistante.

Une quinzaine après son entrée à l'hôpital, la malade, qui a toujours continué à souffrir du ventre, se plaint à nous de nouveaux phénomènes: 1° d'une diarrhée assez intense, irrégulière comme apparition, se produisant un jour et se supprimant le lendemain pour se répéter encore; 2° d'un sentiment de soif continuelle qui la porte à boire incessamment; 3° enfin, d'une exagération singulière de l'appétit. Elle a faim, dit-elle, « comme elle n'a jamais eu faim de sa vie ». Elle mange sans cesse. Sa ration d'hôpital (cinq portions) ne lui suffit pas. Elle achète les portions de ses compagnes, elle mange leurs restes, et n'est jamais rassasiée. — Urines normales, ne contenant pas de sucre. — Nous constatons en même temps sur le cou le début d'une syphilide pigmentaire. — On supprime

(1) Alf. Fournier. *Gaz. des Hôp. de Paris,* 1871, p. 438.

le premier traitement. Sirop d'iodure de potassium (20 grammes d'iodure pour 500 grammes de sirop); trois cuillerées; extrait thébaïque,
10 centigrammes.

3 juillet. — La syphilide pigmentaire du cou est aussi manifeste que
possible. — La diarrhée a persisté et est encore assez intense. — La boulimie subsiste; la malade mange quotidiennement huit à neuf portions
de pain (c'est-à-dire 800 à 900 grammes de pain), non compris sa portion
réglementaire de viande et de légumes, et le supplément de vivres qu'elle
reçoit de ses voisines.

17 juillet. — Les mêmes phénomènes persistent. Vainement on a
essayé de résister à l'appétit de la malade et de réduire son alimentation;
vainement on a essayé de combattre la diarrhée à l'aide de médications
diverses. Tout a échoué. — Aujourd'hui la malade se plaint en plus de
douleurs vives occupant tout le côté droit de la face (névralgie trifaciale)
et de douleurs dans une main. Cette main, qui n'offre aucune lésion apparente, est par moment à demi impuissante; la malade ne peut alors
exercer avec les doigts une pression suffisante pour tenir sûrement un
objet; elle est incapable de travailler et de coudre. Ces phénomènes bizarres durent un quart d'heure environ, dit-elle, puis disparaissent pour
reparaître quelques heures après. — Frictions mercurielles sur les
cuisses (5 grammes d'onguent mercuriel double). Vin de quinquina. Bains
sulfureux.

23 juillet. — Mêmes phénomènes. De plus, il s'est manifesté sur les
flancs depuis quelques jours une éruption de syphilide pigmentaire exactement semblable à celle du cou, laquelle persiste sans modification. —
Palpitations. — Même traitement. — L'analyse chimique ne montre
pas trace de glycose dans les urines.

10 août. — Mêmes phénomènes. La boulimie, qui s'était amendée
quelques jours au début de ce mois, s'est accrue encore, et la malade en
est arrivée à manger douze portions de pain (1,200 grammes) chaque
jour, sans parler des suppléments qu'elle ajoute à sa ration réglementaire. Elle « dévore », suivant sa propre expression; à peine a-t-elle fini
un repas qu'elle recommence à manger, s'emparant avidement de tous
les restes de ses compagnes, ingérant tous les aliments que, d'une façon
ou d'une autre, elle peut se procurer. — Soif assez vive, mais bien inférieure à l'appétit proportionnellement (3 à 4 litres de boisson par jour).
— Diarrhée intense et continue. — Urines normales, c'est-à-dire non
sucrées et non albumineuses. — On cesse le traitement, et la malade est
simplement soumise à l'hydrothérapie.

31 août. — Aucune modification ne s'est produite. Même boulimie, même
soif, même diarrhée, même état normal des urines. Aménorrhée depuis
quatre mois. Palpitations. — En plus, depuis une quinzaine, arthralgies
multiples, douloureuses surtout la nuit, et produisant une insomnie
presque absolue. — Il s'est reproduit aussi une syphilide papuleuse humide
de la marge de l'anus. — La syphilide pigmentaire persiste. La malade
n'a pas maigri; elle conserve ce degré très accentué d'embonpoint que
nous avons signalé précédemment.

En septembre, nous essayons d'une médication nouvelle pour combattre
ces phénomènes si étrangement rebelles. Deux injections hypodermiques

de sublimé chaque jour ; quotidiennement, iodure de potassium, de 3 à 8 grammes, et extrait thébaïque de 10 à 30 et 40 centigrammes. Eau albumineuse, thé. Lavements laudanisés le soir. On continue de plus l'hydrothérapie. Tout cela reste sans résultat. Les mêmes symptômes persistent, et la boulimie spécialement s'accroît plutôt qu'elle ne diminue. — La syphilide pigmentaire persiste. — On est forcé de renoncer aux injections hypodermiques qui ont déterminé deux phénomènes dont se plaint vivement la malade, à savoir : 1° des douleurs dans le dos, irradiant des points où ont été pratiquées les injections dans toute la cage thoracique ; 2° d'énormes nodosités, dures et douloureuses, quelques-unes grosses comme un œuf de poule, qui se sont produites au niveau des ponctions, soit à la région dorsale, soit à la région antérieure des cuisses. Ces nodosités sont tellement douloureuses que celles du dos empêchent le décubitus dorsal et celles de la cuisse rendent la marche très pénible, presque impossible.

En octobre, la dose quotidienne d'iodure est élevée progressivement à 10 grammes. — Mêmes phénomènes. — Du reste, la malade, fatiguée de tant de médications successives sans résultat, ne prend sa potion d'iodure que très irrégulièrement. Son état général reste assez satisfaisant. Elle a pâli quelque peu, mais elle conserve son embonpoint, et nous sommes étonné en somme de ce double fait : que de tels phénomènes n'aient pas plus de réaction sur l'état général ; qu'une absorption continue depuis cinq mois d'une telle proportion d'aliments n'ait pas déterminé vers l'appareil gastro-intestinal des troubles plus accentués. La diarrhée et quelques coliques abdominales sont les seuls désordres que nous constatons. En octobre, toutefois, la diarrhée qui n'avait offert rien de particulier jusqu'ici, devient sanglante de temps à autre.

En novembre, nous constatons plusieurs phénomènes nouveaux, parmi lesquels les plus importants sont les deux suivants : sensation de refroidissement général et continu ; refroidissement très appréciable des mains et surtout des pieds ; — 2° analgésie absolue, occupant toute la surface de la peau, sauf au niveau de la face et du cou ; nous piquons avec une épingle la peau de toutes les régions du corps, nous la traversons même en quelques points, sans éveiller le moindre phénomène douloureux. A la face, au contraire, et au cou, le contact de l'épingle est vivement perçu. Cette analgésie s'accompagne d'une anesthésie notable des mêmes régions. — La syphilide pigmentaire de l'abdomen a disparu ; celle du cou s'est effacée presque entièrement ; celle des mains ne laisse plus qu'une teinte très légère. — La malade a un appétit moins vorace ; elle mange notablement moins (de sept à huit portions par jour). Diarrhée moindre (deux selles par jour en moyenne). Urines non glycosuriques. — Le traitement (iodure de potassium, 10 grammes par jour) a été plus régulièrement suivi. La dose de ce remède est élevée à 12 grammes.

En décembre, les phénomènes analgésiques et anesthésiques persistent. Il en est de même des phénomènes d'algidité. L'appétit reste le même à peu près qu'en novembre. — La malade quitte l'hôpital malgré nous, le 27 décembre. — Non revue.

D'autres fois, c'est la syphilis tertiaire qui est en cause.

c'était le cas d'un malade de M. Jaccoud ; c'était aussi le cas dans l'observation suivante :

Obs. XIII (1). — *Myxœdème et diabète insipide d'origine syphilitique.*

Le professeur Pospeloff publie un cas où chez un malade, après une quatrième manifestation de la syphilis, se montra un sarcocèle double, et, en même temps, une polydipsie extrême, sans albuminurie ni glucosurie, avec sensation de froid. Une tumeur élastique, du volume d'une noix, de consistance gommeuse est apparue au tiers supérieur du cartilage thyroïde. Cette tumeur était indolore et la peau qui la recouvre était mobile. Sous l'influence du traitement mixte le diabète et le sarcocèle ont disparu, de même que la gomme thyroïdienne. Mais la sensation de froid persistait ; la température baissait le soir pour s'élever le matin ; en même temps les cheveux et les poils sont devenus rares, les ongles secs et cassants. Le malade est apathique ; et il a de l'inappétence sexuelle, le visage est œdématié, mais sans godet, le teint cireux, la sueur n'existe plus depuis deux ans, la parole est troublée. Tous ces phénomènes myxœdémateux étaient attribués par le professeur Pospeloff aux troubles des fonctions de la glande thyroïde. Aussi a-t-il traité le malade par l'administration de thyroïdine et a obtenu assez rapidement d'excellents résultats. Considérant que le myxœdème était dû à une cirrhose syphilitique de la glande thyroïde et que cette sclérose ne peut disparaître, ni par le traitement par la thyroïdine, ni par le traitement anti-syphilitique, le professeur Pospeloff pense que l'amélioration n'est que momentanée et que les troubles reviendront (Éjenedelnik, 2, 1894).

*   *
*

Le diabète aqueux peut éclater à la suite de fièvres intermittentes (Le Teinturier, Deebrey) (2), d'entérite (Lacombe), de diphtérie (Whittle) (3), d'hémorragies utérines (Lacombe, Jarrold) (4). Trousseau rapporte, dans ses cliniques, des exemples de polydipsie survenue à la suite de diabète sucré. Nous avons vu plus haut qu'un pareil ordre de succession morbide s'observait parfois après certains traumatismes.

On trouve, dans la littérature médicale, des exemples très nets de dia-

---

(1) *Gaz. des hôp.*, 4. sept. 1894.
(2) Deebrey. *Gaz. des hôp.*, 1859.
(3) Whittle. On renal diphtheria. *Dubl. quart. of med. sc.*, nov. 1867, p. 299.
(4) Jarrold. *Bibl. méd.*, t. XX, p. 278, Paris, 1808.

bète hydrurique provoqué par des troubles nerveux. Toute espèce d'émotion vive a pu être incriminée à juste titre. Dans le cas de Trousseau, ce fut la crainte d'une opération chirurgicale qui détermina une polyurie simple. Delpierre (1) rapporte l'histoire d'une dame de trente ans dont la polydipsie, qui datait de cinq ans, était apparue à l'occasion d'une grande frayeur causée par une chute dans une cave; peut-être pourrait-on ici incriminer un léger traumatisme. Dans l'observation suivante de Lacombe, il s'agit d'une émotion d'un genre différent :

Obs. XIV (2). — *Femme âgée de trente-trois ans, atteinte de polydipsie depuis quatre ans, à la suite d'une émotion vive; diminution de la soif lors de l'apparition d'une autre maladie; urines dont la pesanteur spécifique est presque aussi faible que celle de l'eau; appétit moins développé que dans l'état naturel; persistance de la maladie.*

Renard (Louise-Félicité), âgée de trente-trois ans, cotonnière, d'une taille moyenne, cheveux châtains, d'un tempérament lymphatique, ayant peu d'embonpoint, est entrée à l'hôpital de la Charité, dans le service de M. Rayer, le 21 février 1840.

Cette femme a été vaccinée; elle est habituellement bien réglée; mariée depuis six ans, elle n'a pas eu d'enfant. En 1832, elle a été atteinte d'une maladie grave avec délire, perte de connaissance pendant plusieurs jours; quelques mois après elle était parfaitement rétablie.

Il y a quatre ans (elle était alors marchande des quatre saisons), elle se portait bien, lorsqu'on vint lui dire, à tort, que son mari était mort en travaillant sur les ports. Un instant après, mais surtout dans la nuit suivante, sans avoir eu de convulsions, sans avoir perdu connaissance, elle éprouva *une soif vive*, accompagnée de céphalalgie, de chaleur générale. Elle dit avoir bu un seau d'eau dans cette nuit pendant laquelle elle rendit une quantité considérable d'urine. Le lendemain elle put vaquer à ses occupations ordinaires; mais elle avait perdu l'appétit, la soif avait augmenté; trois seaux d'eau furent nécessaires pour la satisfaire. Les jours suivants, *ce besoin inextinguible des boissons* persista, avec sensation de chaleur, de sécheresse dans la bouche, et besoin fréquent d'uriner. Trois semaines après, sans éprouver aucune douleur, ayant un appétit médiocre, *mais tourmentée par la soif*, elle alla consulter un médecin, qui, considérant la maladie comme un cas de diabète, conseilla une saignée, du lard frais pour nourriture, et des pilules dont elle ignore la composition; plus tard on lui fit prendre trois bouteilles d'eau de chaux. Ce traitement ne produisit aucun résultat avantageux; la maladie persista avec les mêmes symptômes; soif vive, urines abondantes, appétit médiocre, sans fièvre. La soif était plus intense dans l'hiver que dans

(1) Delpierre. *Courr. méd.*, 9 mars 1861.
(2) Lacombe. *Thèse*, Paris, 1841.

l'été, et moins vive quand la malade prenait pour boisson de l'eau vineuse ou de l'eau aiguisée d'une petite quantité de vinaigre. Cette femme se nourrit de préférence de légumes, de pommes de terre, de fruits et de salade.

Il y a un mois qu'après avoir eu ses règles pendant trois jours, elle a été prise, sans cause appréciable, de violentes douleurs dans la région lombaire, avec perte de l'appétit, fièvre, vomissements fréquents de bile et d'aliments. Depuis cette époque la soif a été presque nulle ; l'émission des urines a été peu abondante et accompagnée, dit-elle, d'un dépôt au fond du vase : il n'y a pas eu de dévoiement, pas de sueurs, pas de céphalalgie ; la malade a éprouvé constamment des frissons, de l'insomnie.

Le jour de son entrée dans le service de M. Rayer, cette femme nous dit que les douleurs de la région lombaire s'étaient calmées depuis deux jours après un bain tiède ; mais elle éprouvait encore des vomissements fréquents, accompagnés de douleurs à l'épigastre, légèrement augmentées par la pression, sans tension de l'abdomen ; anorexie ; la face est pâle, un peu grippée, avec une teinte et un aspect légèrement livides ; la langue humide, couverte d'un léger enduit blanc jaunâtre, est un peu rouge à la pointe. La respiration est courte, accélérée ; sonorité naturelle de la poitrine à la percussion ; à l'auscultation, aucun bruit anormal. Le pouls est très petit, fréquent ; la peau est sèche, froide ; la malade se plaint d'avoir froid ; la soif est peu marquée ; les urines sont peu abondantes, colorées, légèrement acides ; elles ne donnent aucun précipité par l'acide nitrique et la chaleur ; au moment de l'émission, elles pèsent à l'aréomètre de Baumé 0,2 (=1001,466) (eau de gomme, potion gommeuse, bouillon et soupe).

Le 25, cette malade se trouve mieux ; les vomissements ont cessé ; le pouls est moins fréquent, petit ; la langue est couverte d'un enduit blanc, un peu sèche, pâteuse ; insomnie. La soif est vive ; la malade a bu hier cinq litres de tisane ; l'émission des urines est fréquente, et en rapport avec la quantité des boissons ; l'urine est neutre, limpide, sans odeur marquée ; elle pèse 0,5 (=1003,666).

Le 28, même état ; la malade a bu quinze litres, elle a rempli un seau d'urine depuis hier à deux heures après midi ; l'urine est neutre, limpide, aqueuse, très peu odorante (limonade vineuse).

Le 29, même quantité d'urine que la veille ; la malade a gardé ses urines depuis hier dix heures du matin ; elles présentent les mêmes caractères que celles d'hier, sauf la pesanteur spécifique, qui est un peu plus faible de 0,2 (=1001,466). Cette femme a bu neuf litres de tisane et sa portion de vin étendue d'eau ; pas d'appétit ; aucune douleur ; le pouls est petit et fréquent ; frissons et sensation de faiblesse vers l'estomac quand la soif n'est pas satisfaite.

Le 2 mars, la soif a diminué. La malade a bu sept litres y compris le vin ; la quantité d'urine est en rapport avec celle des boissons ; l'urine donne à l'aréomètre 0,5 (=1003,666) ; le pouls est sans fréquence, peu développé.

Le 5, même état ; l'urine est alcaline ; elle pèse 0,8 (1005,866).

Le 7, la malade a bu cinq litres de tisane et sa portion de vin étendue d'eau ; l'urine ne présente aucun changement ; la peau est chaude ; le pouls est fréquent, faible ; aucune rougeur de la langue et du pharynx ; pas de céphalalgie ; insomnie ; peu d'appétit.

La malade sort de l'hôpital, l'exagération de la soif persistant. La soif avait diminué pendant quelques jours sous l'influence de l'extrait gommeux d'opium.

Dans d'autres cas, on voit survenir le diabète hydrurique à la suite d'un violent accès de colère ; si la maladie s'était amendée, une nouvelle poussée peut apparaître de ce fait. Nous serions disposés à admettre une telle étiologie en ce qui concerne la cinquième attaque de polyurie qu'a présenté J. Alb. (Obs. III). Outre l'action, pour ainsi dire, instantanée, des violents chocs moraux, il faut prendre en considération l'influence plus lente des chagrins. Nous n'en voulons pour preuve que l'observation suivante de M. Duguet.

Obs. XV (1). — La nommée B... (Marie), âgée de cinquante-six ans, entre à l'hôpital Saint-Antoine dans le service de M. le Dr Duguet, pour des accidents dont le début remonte à quatre ans. Avant cette époque, sa santé a toujours été bonne, et un examen attentif ne peut nous révéler le moindre antécédent diathésique. Elle n'est plus réglée depuis une dizaine d'années, les époques menstruelles ont toujours été régulières, et la malade n'accuse rien d'anormal du côté des organes génitaux internes. Je ne dois pas oublier l'aveu de nombreux chagrins domestiques depuis quelques années. Il y a quatre ans, de violents maux de reins apparurent presque subitement sans cause occasionnelle bien nette, et à ces douleurs, limitées dans la région lombaire, s'ajoutèrent des troubles de la vue et de la polyurie. D'abord très vives et intermittentes, les douleurs lombaires allèrent en s'atténuant et finirent au bout de quelques mois par être excessivement rares ; aujourd'hui la malade en a seulement gardé le souvenir. Quant aux troubles de la vue, caractérisés par un obscurcissement passager du champ visuel, ils sont à peine marqués en ce moment, mais il n'en est pas de même de la polyurie. Cet accident, en effet, a non seulement persisté depuis plusieurs années, mais il a augmenté d'intensité à un tel point que c'est lui qui a contraint la malade à venir à l'hôpital. A chaque instant le besoin d'uriner se fait sentir et la nuit tout sommeil est impossible ; il s'ensuit une altération de la santé générale qui augmente tous les jours et un état hypocondriaque qui ne peut que s'accentuer de plus en plus. Cette polyurie coïncide avec une polydipsie également très considérable. La malade nous dit qu'elle a toujours

____

(1) Duguet. *Gaz. des hôp.*, Paris, 1881, p. 612. (Obs. recueillie par M. Duplaix, int. du service).

soif et qu'il lui faut sept à dix litres de liquide pour satisfaire ce besoin. Ces deux phénomènes, polyurie et polydipsie, se sont montrés en même temps, se sont accrus et semblent tout à fait connexes ; en effet, plus la soif est vive, plus la polyurie est considérable ; celle-ci est en raison directe de la quantité de liquide ingéré.

En présence d'une malade qui accuse ces accidents, nous devions rechercher s'il ne s'agit pas d'un diabète sucré ; nous l'interrogeons donc avec soin et nous obtenons les renseignements suivants : l'appétit est excellent, et à certains jours la malade a de la peine à le satisfaire. Cependant il ne semble pas que nous ayons ici une polyphagie bien nettement établie. Les deux mâchoires de notre malade sont totalement dépourvues de dents ; il reste seulement par ci par là quelques chicots ; la chute des dents paraît s'être faite sans causer de douleurs et presque à l'insu de la malade. Enfin, elle aurait eu l'an dernier une éruption sur la nature de laquelle nous n'avons pu être éclairés et depuis il se montre de temps en temps des furoncles ; aujourd'hui, du reste, nous trouvons un anthrax assez volumineux à la nuque.

Tels sont les phénomènes que nous observons ; ils sont très accentués en ce moment ; mais la malade se plaint surtout de la polyurie et de la polydipsie. Elle a beaucoup maigri depuis quatre ans, et cependant elle conserve encore un certain embonpoint.

En examinant attentivement la peau, nous remarquons une sécheresse très grande de ce tégument en même temps qu'un aspect lisse et luisant caractéristique ; de temps à autre se montre un peu de prurit.

Les douleurs de reins n'existent plus aujourd'hui et les troubles légers de la vue font également défaut ; du reste l'examen des deux yeux à l'ophthalmoscope n'a pas révélé de lésions profondes des milieux et des membranes de ces organes. Il y aurait eu anciennement de la diplopie passagère, mais elle manque absolument aujourd'hui. Les digestions sont excellentes et les autres organes, cœur, poumons, foie, rate, nous semblent tout à fait sains.

L'examen de l'urine a été très intéressant, parce que, malgré nos prévisions, nous n'avons pas trouvé de sucre. L'albumine fait également défaut ; la recherche de ces substances a été faite avec le plus grand soin pendant cinq semaines, temps pendant lequel la malade est restée à l'hôpital, et jamais les réactifs n'ont décelé la plus petite trace de sucre ni d'albumine.

Dès son entrée à l'hôpital, la malade a été soumise au traitement suivant :

Potion avec 0gr,05 d'extrait thébaïque. Houblon. Vin de quinquina. Quatre portions d'aliments. Bains sulfureux.

La quantité d'urine rendue dans les 24 heures a été notée tous les jours ainsi que la quantité de liquide ingérée, et toujours nous avons trouvé la polyurie en raison directe de la polydipsie.

Jusqu'au 6 avril, c'est-à-dire pendant les cinq jours qui ont suivi son entrée à l'hôpital, la malade a bu huit litres de tisane et rendu huit litres d'urine. La densité de l'urine émise dans ces cinq jours a oscillé entre 1000 et 1002 et la quantité d'urée dans les vingt-quatre heures a varié entre 16 et 21 grammes. On continue le même régime.

Le 6 avril, nous n'avons plus que 7 litres d'urine, la malade n'a également bu que sept litres de liquide et la densité de l'urine est montée à 1,005, la quantité d'urée est de 26^{gr},481 en vingt-quatre heures.

Les jours suivants, jusqu'au 15 avril, la malade boit moins ; elle ingère tantôt six, tantôt sept litres de liquide, et la quantité d'urine rendue oscille aussi entre six et sept litres. La densité, prise également tous les jours, varie entre 1,002 et 1,005, et l'urée, dont la quantité varie davantage, oscille entre 16 et 23 grammes.

Il semble donc que, sous l'influence de l'opium, la polyurie et la polydipsie aient un peu diminué ; du reste, la malade mange moins qu'auparavant, mais elle conserve toujours cette grande sécheresse et cet aspect lisse de la peau très marqué à la face. La dose d'opium est portée de 0^{gr},05 à 0^{gr},10, et nous constatons bientôt une amélioration notable.

A partir du 15 avril, la malade n'urine plus que quatre à cinq litres, jamais elle n'est allée depuis à six litres ; elle boit aussi beaucoup moins, et quatre pots de tisane lui suffisent amplement ; l'urine est un peu plus foncée ; de blanche et claire, elle a jauni un peu ; la densité est montée à 1,008, mais l'urée est toujours en quantité très variable.

La malade reste ainsi jusqu'au 1er mai, tous les accidents qu'elle accusait se sont très atténués, mais ils n'ont pas complètement disparu. Quoique diminuée de moitié, la polyurie persiste ; il en est de même de la polydipsie, et il est à craindre que la cessation de l'opium qui paraît avoir provoqué cette amélioration ne détermine la réapparition des accidents avec leur intensité première. C'est dans cet état que la malade quitte l'hôpital le 9 mai 1881.

Nous venons de voir qu'il y a beaucoup de manières de devenir diabétique hydrurique. Il nous reste à examiner si les causes que nous avons énumérées jusqu'ici sont suffisantes pour provoquer la maladie chez un sujet absolument indemne de toute tare nerveuse. Nous admettrons tout de suite qu'un individu chez qui la polyurie s'est manifestée à la suite d'une altération traumatique ou spontanée de l'encéphale pouvait fort bien jouir d'une santé parfaite jusqu'au jour où a pris naissance la lésion incriminée. Cette catégorie de faits étant mise de côté, nous nous poserons la question de savoir si les malades atteints de diabète hydrurique ne présenteraient point une constitution morbide commune, en d'autres termes, s'ils ne seraient pas des névropathes.

Déjà Lacombe avait vu le rôle immense que joue l'élément nerveux dans l'étiologie de l'affection qu'il décrivait sous le nom de polydipsie. Depuis lors, l'attention des auteurs a été attirée sur ce côté de la question. Sur cinquante-et-un cas,

Lancereaux (1) en relevait vingt-et-un attribuables à des troubles nerveux. Trousseau parle de la grande part étiologique qu'il faut faire à l'élément nerveux. Noël Guéneau de Mussy (2) dit dans l'une de ses cliniques : « Ainsi la polyurie ou polydipsie peut être considérée comme une névrose... ». M. Landouzy (3) rattachait, en 1862, certains cas de diabète non sucré à un état mental très particulier caractérisé par des déviations instinctives ou intellectuelles. Deux jeunes garçons polyuriques observés par l'auteur ne jouissaient que d'une intelligence très faible et avaient été tous deux condamnés pour vol. Dans l'observation suivante de Lacombe, il s'agit non pas d'un kleptomane, mais bien d'un semi-idiot :

OBS. XVI (4). — *Jeune garçon âgé de dix-sept ans, atteint de soif exagérée depuis trois mois, urines abondantes, limpides, d'une pesanteur spécifique presque égale à celle de l'eau. — Mort quelque temps après sa sortie de l'hôpital.*

Chapelier (J.-B.), âgé de 17 ans, ayant pour occupation, depuis l'âge de 11 ans, de faire des plumeaux, est entré à l'Hôtel-Dieu, salle Saint-Augustin, le 22 novembre 1840, pour se faire traiter d'une soif excessive dont il est atteint depuis trois mois. Ce jeune garçon ne connaît point de cause à cette affection ; il n'a pas été vacciné ; il est maigre, d'une constitution faible, d'une taille moyenne. Son intelligence est très peu développée ; son état, voisin de l'idiotisme, rend son interrogatoire difficile et incomplet. Ses parents sont bien portants ; il a une sœur âgée de 20 ans, qui tousse depuis plusieurs mois, mais qui ne boit pas comme lui. Il affirme ne s'être jamais livré à la masturbation. Il n'a pas de toux ; la respiration est rude, avec un peu de craquement au sommet du poumon, des deux côtés ; l'appétit est ordinaire, nullement exagéré ; chez lui, il se nourrissait assez mal ; il mangeait de préférence des légumes. Le pouls est naturel, sans fréquence ; la peau est sèche, sans chaleur. Depuis trois mois, la soif que ce malade éprouve a persisté, et a pris un plus grand développement. Pour traitement, on s'est borné, chez lui, à lui prescrire des bains chauds.

Lors de son entrée à l'Hôtel-Dieu, Chapelier buvait 5 pots de tisane ; souvent même il lui est arrivé, dans les premiers jours, d'acheter ou d'aller prendre les pots de tisane de ses voisins. Un jour, pressé par la

(1) LANCEREAUX. *Thèse* d'agrég., Paris, 1869.
(2) Noël GUÉDEAU DE MUSSY. *Clin. méd.*, t. II, p. 239, Paris, 1875.
(3) LANDOUZY. *Un. méd. nouv. ser.*, t. XIV, 1862, et *Gaz. des hôp.*, 1862.
(4) LACOMBE. *Loc. cit.*, 1841.

soif, pour boire plus librement, il est allé se suspendre au robinet de la fontaine destinée au service de la salle. Il est souvent réveillé dans la nuit par le besoin de boire et d'uriner ; il lui arrive fréquemment de rendre ses urines dans le lit. L'urine est aqueuse, limpide, très légèrement acide, et donne pour pesanteur spécifique, au moment de l'émission, 0.8 ($=$ 1005,866). Elle a été analysée par M. Bouchardat, qui n'a pas trouvé de sucre ; elle ne contient pas d'albumine. Depuis douze jours, ce jeune malade prend pour tisane une décoction de quinquina, du vin de Bagnols, un électuaire composé de poudre ferrugineuse, d'extrait de gentiane et de tanin. Aujourd'hui, il ne boit plus que 2 pots de tisane ; il n'urine plus dans son lit ; la pesanteur spécifique de l'urine, qui était de 0,5, est maintenant de 0,8.

Ce malade est sorti de l'hôpital vers la fin de décembre ; il est mort chez ses parents trois semaines plus tard, quelques jours après sa sœur aînée. Mes recherches pour me procurer quelques renseignements sur les symptômes qu'il a présentés avant sa mort ont été infructueuses.

Dans sa thèse inaugurale, Kien (1) publiait une observation de polyurie hystérique avec analyse des urines. Depuis lors, les observations de diabète hydrurique chez des hystériques se sont multipliées. Axenfeld le décrivit. Landouzy (2), Le Teinturier, Valentinier (3), Vogel (4) en ont publié des cas. MM. Babinski, Mathieu (5) et Debove (6) en ont rapporté des exemples récents. L'observation suivante de M. Babinski est typique :

Obs. XVII (7). — Le malade en question a été atteint à maintes reprises de manifestations hystériques des plus caractérisées. Le professeur Charcot l'a étudié d'une façon très minutieuse au commencement de l'année courante (à ce moment le malade n'était pas polyurique) et a fait à son sujet des leçons du plus grand intérêt. On peut trouver dans un travail du Dr Guinon (8) l'exposé des divers troubles qu'il présentait alors. J'ai moi-même eu déjà l'occasion, dans une leçon que j'ai eu l'honneur de faire à la Salpêtrière sur l'hypnotisme et l'hystérie (9), de relater quelques-

(1) KIEN. *Loc. cit.*
(2) LANDOUZY. *Loc. cit.*
(3) VALENTINIER. *Die Hyst. und ihre Heil. Erlangen*, 1852.
(4) VOGEL. *Loc. cit.*
(5) MATHIEU. *Soc. méd. des hôp.*, 1891.
(6) DEBOVE. *Soc. méd. des hôp.*, 1891.
(7) J. BABINSKI. *Soc. méd. des hôp. Paris*, 13 nov. 1891.
(8) *Prog. méd.*, 1891, n°s 20 et suiv. Doc. pour servir à l'hist. des somnambulismes.
(9) Hypnotisme et hystérie. Du rôle de l'hypn. en thérap. (*Gaz. hebd. de méd. et de chir.*, juillet 1891).

uns des phénomènes nerveux dont il était affecté. Qu'il me suffise de rappeler : 1° Qu'on peut provoquer chez lui au bout de quelques secondes, en lui faisant fixer un objet, l'apparition d'une crise nerveuse ; il ferme les yeux, se renverse brusquement en arrière, raidit ses membres, exécute plusieurs grands mouvements en arc de cercle, caractéristiques de l'attaque hystérique ; puis il ouvre les yeux, ses membres deviennent souples comme à l'état normal, il est pris de délire et a des hallucinations qui se développent spontanément. Il s'agit là, comme l'a établi M. Charcot, d'une attaque hystérique dans laquelle la période somnambulique prend une importance prépondérante. On peut aussi, ainsi que je l'ai fait, plonger le malade dans le sommeil hypnotique et le suggestionner alors. Dans le courant du mois d'août dernier, quelque temps après son départ de la Salpêtrière, d'où il était sorti dans un état très satisfaisant, il vint me trouver à l'hôpital Cochin, où j'étais chargé d'un service provisoire. Il était atteint depuis plusieurs jours d'un hémispasme glosso-labié que j'ai pu faire disparaître par suggestion pendant le sommeil hypnotique. Quoique cet accident n'ait pas de relation directe avec le sujet de ce travail, je crois intéressant de mentionner les conditions dans lesquelles il s'était développé et les renseignements que le malade m'a fournis à cet égard. Interrogé d'abord dans l'état de veille, il me dit qu'il s'est aperçu un matin à son réveil de la déviation de la commissure et de la langue et qu'il lui était impossible d'en déterminer l'origine, car la veille il s'était couché en parfaite santé, sans que rien ait pu lui faire soupçonner l'imminence de cet accident. Interrogé ensuite pendant le sommeil hypnotique, il se rappela, après quelques efforts de mémoire, que pendant le sommeil, d'où il était sorti avec une déviation de la commissure, il avait eu un rêve, qu'il avait eu la vision d'un incendie, qu'il avait poussé un cri et que sa bouche s'était alors tordue. Le malade, après avoir séjourné une semaine à l'hôpital, sort en parfaite santé.

Il revient le 24 octobre et demande à entrer dans le service pour les raisons suivantes : depuis huit jours, dit-il, il se sent très affaibli, a de la peine à se réchauffer et ressent des frissons : il urine souvent 6 litres par jour, l'appétit et la soif ont notablement augmenté. Ces phénomènes se seraient développés brusquement à la suite d'un repas copieux ; après le diner il fut surpris, en allant pisser, de l'abondance de ses urines ; il n'y attacha pas d'importance, en apparence au moins, et attribua le phénomène à ce qu'il était resté longtemps à table et avait bu plus que de coutume. Néanmoins la polyurie était constituée à partir de ce moment.

Le 21 octobre, jour de l'entrée à l'hôpital, le poids du malade est de 64^{kg}150. Il dit qu'il a maigri de plusieurs kilogrammes et assure qu'il peut l'affirmer, car il s'est fait peser peu de temps avant l'apparition de la polyurie.

Du 21 au 22 octobre, la quantité des urines des vingt-quatre heures est de 5 l. 900.

Du 22 au 23 octobre. — Je recommande à la surveillante, à la visite du 22, de noter avec le plus grand soin la quantité des aliments solides et des liquides qu'on donnerait au malade ; je recommande aussi formellement à ce dernier, tout en l'autorisant provisoirement à manger à sa faim et à boire à sa soif, de ne rien ingérer en dehors de ce qui lui serait donné directement par la surveillante. Le malade a pris dans les vingt-quatre heures 1 kilogramme de pain, 1 kilogramme de viande, 600 grammes de soupe, du lait et de l'eau rougie représentant un volume total de 3 litres et demi.

Il a évacué 6 litres d'urine.

L'analyse des urines, pratiquée par notre ami le Dr Berlioz, donne les résultats suivants : la densité est de 1005, la quantité totale d'urée est de 36 grammes, celle d'acide phosphorique de 2^{gr},88, celle du chlorure de sodium de 19,20 ; il n'y a pas de sucre ; il y a des traces sensibles, mais impondérables d'albumine.

Du 23 au 24 octobre. — Le malade a pris dans les vingt-quatre heures : 1^{kg}500 de pain, 900 grammes de viande, 600 grammes de soupe, du lait et de l'eau rougie représentant un volume de 4 litres et demi.

Il a évacué 7 litres d'urine.

Il se sent comme à son entrée, faible, mal en train et a des frissons.

Il est obligé de sortir pour affaires le 24 et le 25 octobre. La polyurie a persisté hors de l'hôpital.

Du 26 au 27, la quantité des aliments ingérés n'est pas notée. Le volume des urines des vingt-quatre heures est de 8 litres et demi.

Du 27 au 28. — Le 27 au matin, je provoque une attaque de somnambulisme hystérique : j'hypnotise ensuite le malade et je cherche à le persuader que l'affection dont il est atteint n'est pas grave, qu'elle doit disparaître rapidement ; je lui rappelle que je l'ai guéri déjà de l'hémispasme glosso-labié et je lui affirme que dès son réveil il ressentira une amélioration, qu'il n'éprouvera plus cette sensation de lassitude et ces frissonnements qui le tourmentent et que la polyurie s'atténuera le jour même. Effectivement, à son réveil il me dit qu'il se sent bien plus à l'aise qu'avant d'avoir été endormi. Il prend dans la journée 1 kilogramme de pain, 700 grammes de viande, 600 grammes de soupe et 3 litres et demi de lait et d'eau rougie. Le volume des urines est de 3 l. 300.

Du 28 au 29. — Le malade prend 1 kilogramme de pain, 530 grammes de viande, 600 grammes de soupe, 2 litres et demi de lait et d'eau rougie. Il évacue 1 l. 500 d'urine.

Du 29 au 30, 1 l. 600 d'urine.

Du 30 au 31, 1 l. 500 d'urine.

Du 31 octobre au 1er novembre. — Le 31 octobre au matin, j'hypnotise le malade et je lui suggère que la polyurie va se reproduire. La quantité des urines émises dans les vingt-quatre heures est de 8 litres et demi.

Du 1er au 2 novembre. — Je suggère de nouveau le 1er novembre au matin que la polyurie va disparaître. Le volume des urines des vingt-quatre heures est 1 l. 700.

Du 2 au 3, même état.

Du 3 au 4, même état.

Du 4 au 5. — Je suggère que la polyurie va reparaître et je prescris la diète suivante : 3 litres de bière, 1 litre de vin, 1 litre d'eau, 500 grammes de pommes de terre, 500 grammes de carottes et du sucre. Le volume des urines est de 7 litres. La quantité totale d'urée est de 15 grammes.

Du 5 au 6. — Même régime, 6 litres d'urine. La quantité d'urée totale est de 12 grammes.

Du 6 au 7. — Le 7, je permets au malade de manger et de boire suivant son désir. Il prend 1 kilogramme de pain, 580 grammes de viande, 900 grammes de soupe, 4 litres 600 grammes de lait, d'eau rougie et de bière.

Du 7 au 8. — Le malade est pesé dans la matinée. Son poids est de 62^{kgr},100. Il prend 500 grammes de pain, 1 kilogramme de viande, 600 grammes de soupe, 7 litres 600 grammes de lait, d'eau rougie et de bière. Le volume des urines est de 8 litres et demi. Elles sont analysées par le pharmacien de l'hôpital Cochin. La quantité totale de l'urée est de 12^{gr},108.

Du 8 au 9. — Le 8, M. Isidor, interne du service, hypnotise le malade et lui suggère que la polyurie va disparaître. Le volume des urines retombe de nouveau à 1 litre et demi.

Le 9 et le 10, la guérison se maintient ; le malade se sent tout à fait à son aise.

Le 11, il demande à sortir, ce à quoi je l'autorise, après avoir cherché à lui suggérer pendant le sommeil hypnotique que la guérison se maintiendra hors de l'hôpital.

M. Babinski fait remarquer que l'azoturie ne se produit, chez le malade observé, que lorsque la quantité de substances azotées est considérable ; elle tombe à quinze et treize grammes lorsqu'on supprime les aliments azotés. Il ne s'agit donc là que d'une azoturie purement alimentaire. « On est autorisé, dit le même auteur, à affirmer que la polyurie peut être une manifestation de l'hystérie ». D'après M. Babinski, le diabète hydrurique peut même être le seul accident d'une hystérie monosymptomatique. L'un des malades de M. Debove présentait une alternance remarquable des manifestations hystériques : cet homme était sujet à des attaques convulsives, qui avaient disparu depuis six mois que la polyurie s'était établie. M. Ballet divise les diabétiques hydruriques en deux groupes au point de vue étiologique : dans le premier, il classe les *dégénérés* reconnaissables aux stigmates physiques et psychiques, dans le second groupe prennent place les purs hystériques.

Le diabète aqueux ressortissant à une névrose et, en particulier, à l'hystérie paraît pouvoir, dans un certain nombre de faits, naître sans cause occasionnelle appréciable. Mais il est loin d'en être toujours ainsi. « La polyurie permanente, dit M. Mathieu, est connue chez les hystériques, elle peut se montrer à la suite d'un choc physique ou moral. » Il est un point que nous désirerions éclaircir, à savoir : les causes déterminantes que nous avons énumérées, telles que le froid, l'alcoolisme;etc..., ne peuvent-elles pas, dans certaines conditions, être seules en cause ? Les cas ne manquent pas de diabète hydrurique survenu brusquement à la suite d'un coup de froid, d'un traumatisme insignifiant, d'une émotion vive, cas dans lesquels les malades affirment s'être toujours bien portés et ne présentent, en effet, à un examen superficiel, aucune tare organique appréciable. Mais, si l'on vient à presser un peu l'interrogatoire, les sujets font des aveux précieux: tous se disent très nerveux ; l'un est habituellement triste et émotif à l'excès ; un autre est ordinairement très gai, mais susceptible et colère. On est alors conduit à pratiquer un examen soigneux et complet du système nerveux et l'on découvre fréquemment des stigmates hystériques.

Pour essayer d'expliquer comment nous comprenons l'enchaînement des faits dans la genèse du diabète aqueux, nous prendrons pour exemple l'un des malades que nous avons observés. G. Phil. fait une chute dans son escalier: l'accident ne donne lieu à aucune commotion cérébrale, mais, depuis lors, la polyurie est installée. Comment un traumatisme aussi minime a-t-il entraîné un trouble aussi profond du système nerveux? L'histoire pathologique de G. Phil. va nous répondre : cet homme est un névropathe avéré, un *hystéro-épileptique*. Cependant, sa santé était relativement bonne lorsqu'est survenu l'accident générateur de la polyurie, si bien que l'on serait tenté de se demander comment G. Phil. était parvenu à l'âge de trente-neuf ans sans qu'aucune cause occasionnelle se soit rencontrée. Mais les confidences du malade nous apprennent qu'au moment de la chute le système nerveux du pauvre homme, déjà si taré du fait de la névrose, se trouvait, par surcroît, fortement ébranlé par les terribles secousses qu'il avait ressenties les jours précédents : en effet, comme G. Phil. était à son travail, on était venu lui annoncer, à l'improviste, la mort de sa femme, qui venait de se laisser tomber par la fenêtre ; cette nouvelle causa au malade une vive émotion suivie d'un profond chagrin, car le malheur qu'on lui avait annoncé n'était que trop réel. Dès lors, on peut concevoir à quelle dépression nerveuse se trouva en proie cet homme dont l'impressionnabilité était excessive ; dans de telles conditions de réceptivité morbide, il devait suffire du plus léger ébranlement physique ou moral pour produire une perturbation nerveuse profonde et permanente : c'est ce qui eut lieu. Une chute qui, sur un organisme intact, n'eût entraîné d'autres conséquences qu'un peu de *lumbago* ou, tout au plus, un étourdissement passager, a déterminé le diabète hydrurique sur un terrain si bien préparé.

Chez nos deux autres malades, l'action combinée du froid humide longtemps prolongé et de l'alcoolisme chronique a déterminé la maladie. Mais nous avons la conviction qu'ici encore c'est parce que ces causes occasionnelles sont venues s'implanter sur un terrain névropathique. J. Alb. présente plusieurs stigmates d'hystérie ; D. Cherf. paraît bien être atteint de cette même névrose ; dans tous les cas, il possède, à n'en pas douter, un tempérament nerveux pathologique. Les mêmes causes évoluant dans des organismes entachés de diathèses diverses produisent des effets différents. C'est ainsi que l'alcoolisme n'a jamais provoqué, chez nos deux malades, ni gastrite, ni cirrhose hépatique, ni néphrite ; l'effort du poison s'est porté sur le système nerveux, qui était prédisposé : J. Alb. a eu une attaque de *delirium tremens,* D. Cherf., du tremblement éthylique ; tous deux enfin sont devenus polyuriques grâce à l'influence concomitante du froid humide. Nous pourrions, à propos de cette dernière cause, entrer dans des considérations analogues à celles que nous venons de développer au sujet de l'alcoolisme. Chez un arthritique, l'action de l'humidité froide provoquera des douleurs rhumatismales, la bronchite chronique ; un coup de froid servira de prétexte à l'invasion d'une néphrite, d'une pneumonie. Chez un névropathe, on verra survenir, de préférence, des névralgies, des paralysies, le diabète hydrurique. De même, nous ne saurions admettre qu'une émotion vive fût capable de causer l'affection que nous étudions chez un sujet dont le système nerveux serait d'ailleurs parfaitement sain. Nous en dirons autant de toutes les autres causes occasionnelles : syphilis, maladies générales, etc...

En résumé, nous considérons l'existence du terrain névropathique comme indispensable à l'éclosion de la maladie ; mais, étant donné un pareil terrain, il faudra, pour qu'il fructifie, le concours de circonstances particulières. C'est là ce qui explique la rareté du diabète hydrurique par rapport à la fréquence des affections nerveuses.

SYMPTOMES

Polyurie simple, polydipsie. polyphagie, tels sont les trois symptômes principaux du diabète hydrurique; la polyphagie n'est pas constante.

La polyurie, par ses caractères, permet de reconnaître la maladie. L'urine est d'autant plus diluée que la quantité émise est plus considérable. Elle est de couleur jaune pâle, parfois même incolore, à peu près inodore et presque sans saveur ; sa réaction peut être neutre, très légèrement acide ou alcaline. Elle est transparente, ne dépose pas de sédiment au fond du vase et conserve longtemps sa limpidité, car elle ne subit que tardivement la fermentation ammoniacale. Sa densité, toujours faible, oscille entre 1001 et 1010.

L'analyse qualitative fait reconnaître une composition normale ; il n'y a pas trace de sucre ni d'albumine. La présence d'inosite, signalée par Gallois (1), et dont la constatation a servi à échafauder une théorie du diabète aqueux, doit être considérée comme non constante et sans valeur symptomatique.

L'analyse quantitative donne les résultats suivants : l'urée est en quantité normale ; parfois elle est diminuée ; de là la dénomination d'*anazoturie;* d'après Vogel, cette variété s'observerait presque uniquement chez les hystériques ; les sulfates et les phosphates sont en quantité normale, quelquefois moins abondants que dans l'état de santé ; quant aux chlorures, ils se trouvent souvent en excès : au lieu du chiffre normal de onze

(1) GALLOIS. De l'inosurie. *Thèse,* Paris, 1864.

grammes par vingt-quatre heures, ils peuvent atteindre dix-huit, vingt, vingt-quatre et jusqu'à vingt-six grammes (Strauss) (1). Cet excès des chlorures, attribué par M. Jaccoud à la polyphagie, ne présente aucun caractère pathologique.

La quantité d'urine émise en vingt-quatre heures peut varier depuis trois litres jusqu'au chiffre énorme de quarante-trois litres (Semmola) (2). La quantité moyenne paraît être de six à douze litres ; mais les exemples sont loin d'être rares de polyuries atteignant vingt et vingt-cinq litres.

Les malades sont tourmentés nuit et jour par le besoin d'uriner ; les mictions sont, à la fois, fréquentes et abondantes; les polyuriques peuvent rendre, en une seule fois, deux litres et même deux litres et demi d'urine. M. Lécorché a constaté que, dans cette maladie, l'urine de la nuit est à peu près égale en quantité à celle du jour, tandis qu'à l'état physiologique c'est pendant le jour que l'excrétion urinaire a son maximum. Chez D. Cherf., la polyurie est sensiblement plus marquée pendant la nuit que dans la journée, à la condition toutefois qu'il soit au repos pendant le jour. Pendant la nuit, les malades sont réveillés trois, cinq, dix fois, suivant l'intensité de la polyurie, par le besoin d'uriner. Ce besoin est, dans certains cas, si pressant qu'un début de miction involontaire peut se produire avant que le sujet ait eu le temps de se réveiller complètement ou de déboutonner son pantalon ; D. Cherf. a souffert de ces inconvénients.

La quantité d'urine est soumise à quelques variations ressortissant à plusieurs causes. Et d'abord, bien que la polyurie soit le fait primitif comme nous chercherons à le montrer plus loin, il n'en est pas moins vrai que la quantité de boissons ingérées retentit dans une large mesure sur celle des urines émises. Souvent, les urines sont égales aux boissons, parfois moins abondantes, dans certains cas plus abondantes. L'influence du régime alimentaire mérite aussi d'être prise en considération ; l'usage du sucre et des féculents augmente la diurèse. Il convient, enfin, d'attacher quelque importance à l'exercice physique ; l'influence de ce dernier facteur sur l'abon-

____

(1) STRAUSS. *Loc. cit.*
(2) SEMMOLA. *Loc. cit.*

dance de l'excrétion urinaire paraît être hors de doute en ce qui concerne D. Cherf.

La polydipsie est le corollaire obligé de la polyurie; elle existe constamment, mais avec une intensité très variable. Certains malades, tout en buvant abondamment, se plaignent à peine d'un peu de sécheresse dans la bouche. Chez d'autres, au contraire, la soif n'est, pour ainsi dire, jamais apaisée; une sensation très pénible de sécheresse et d'ardeur dans la gorge porte les patients à se jeter sur tous les liquides qui se trouvent à leur portée; à défaut d'autre boisson, ils boivent leurs urines, le fait a été noté par plusieurs auteurs. Si leur soif n'est pas satisfaite, les malades éprouvent une sensation incommode de chaleur, des picotements, des douleurs à l'épigastre, un malaise général. La privation de boissons chez des sujets qui excrètent une grande quantité d'urine doit naturellement provoquer avec une rapidité insolite les accidents mortels que M. le Pr Bouchard attribue à la déshydratation des tissus et spécialement à la régression des éléments nerveux; Bœcker a vu survenir des accidents sept ou huit heures après la suppression des boissons. Falck (1), Neuschler (2), Parkes (3) et Neuffer (4) ont montré que la polyurie qui se continue en l'absence des boissons est accompagnée d'amaigrissement. Il semble résulter de la lecture de diverses observations que les breuvages acidulés ou légèrement alcoolisés étanchent le mieux la soif.

La polyphagie n'existe pas d'une façon constante; parfois, les auteurs signalent du dégoût pour les aliments, d'autres fois l'appétit est bon, mais non exagéré. Peut-être faudrait-il considérer tous ces cas comme frustes, si l'on admettait que la polyphagie constitue l'un des éléments de la triade symptomatique de la maladie. Trousseau admettait que l'appétit est non seulement habituellement augmenté, mais encore très exagéré dans la première période de l'affection. Les observations de Fournier et de Babinski que nous avons citées concernent des

---

(1) FALCK. Zur Lehre der einfach. Polyurie. *Deutsche Klin.*, 1855.
(2) NEUSCHLER. *Arch. zur Forder. d. wissenschaftl. Heilk.*, Bd. VI, Hef. I, 1861.
(3) PARKES. On the compos. of theurine, London, 1860.
(4) NEUFFER. *Thèse*, Tubingue, 1856.

polyphagiques bien déterminés. Les trois malades observés par nous présentaient une exagération très notable de l'appétit. Chez J. Alb. et chez D. Cherf., nous avons vu la polyphagie diminuer au fur et à mesure que la polyurie et la polydipsie s'amendaient.

Dans certains cas, on a observé une perversion du goût, la pica, la malacia. L'observation suivante de Lacombe en est un exemple :

Obs. XVIII (1). — *Pertes utérines abondantes; perversion du goût; polydipsie survenue à la suite; divers remèdes; diminution notable de la soif.*

Mme D..., demeurant rue de l'Université, est âgée de trente ans; elle est maigre, d'une taille élevée : ses traits n'expriment point la souffrance; mais elle est faible, sans énergie, fatiguée par le moindre exercice; sa peau est sèche et froide; la respiration se fait bien, le pouls est naturel. L'appétit est peu marqué; au début de la maladie il était beaucoup plus prononcé. Mme D... suit de préférence un régime gras; mais lors de l'apparition de la soif, elle a voulu se nourrir pendant longtemps uniquement de salade. Elle est mariée, sans enfants. Aucun des membres de sa famille n'a été atteint de polydipsie.

Il y a quatre ans, Mme D..., après avoir éprouvé une hémorragie utérine très abondante, fut atteinte d'une perversion dans le goût, et, peu de temps après, d'une soif que rien ne pouvait calmer. Elle mangeait alors des cendres en grande quantité, et comme on voulait l'empêcher de se livrer à cet appétit désordonné, elle avait soin, quand l'occasion s'en présentait, de remplir ses poches de cendres, pour se dérober, par ce moyen, à la surveillance dont elle était l'objet. Elle avait alors une soif cruelle, insatiable, qui exigeait jusqu'à une voie d'eau en vingt-quatre heures pour être satisfaite. Plusieurs fois son mari a voulu tenter de la priver de boire; mais alors Mme D... devenait furieuse, et pour la calmer, il fallait satisfaire le besoin qu'elle éprouvait. Elle a remarqué que la soif était plus grande pendant l'hiver, dans les grands froids, que pendant l'été : le café, les liqueurs, l'augmentaient notablement.

Depuis un an environ, Mme D... a vu sa soif diminuer beaucoup; aujourd'hui elle ne prend plus que quatre à cinq litres de boisson en vingt-quatre heures; mais elle éprouve encore un singulier plaisir à boire, et, dans ce but, elle se sert de préférence d'un grand vase : elle boit toutes les trois ou quatre heures, et quatre ou cinq fois dans la nuit. L'appétit est naturel; la menstruation est régulière. Les urines sont abondantes;

____

(1) Lacombe. *Loc. cit.*

peu colorées, légèrement acides, et donnent pour pesanteur spécifique à l'aréomètre de Baumé, 1,0 ($= 1007,333$).

Le peu de répugnance que montrent certains malades à boire leurs urines dénote aussi peut-être une perversion du goût.

Certains auteurs ont signalé une tolérance tout à fait spéciale des diabétiques hydruriques pour l'alcool, dont ils supportent des doses considérables sans qu'aucun signe d'ivresse se manifeste. Trousseau en publie un cas très démonstratif dans ses cliniques. D'après M. Demange, un malade pouvait boire impunément dix à douze litres de vin sans être en état d'ébriété ; la polyurie s'étant amendée, on vit l'ivresse succéder à l'absorption d'une quantité beaucoup moindre de vin. Cette immunité dont semblent jouir les polyuriques vis-à-vis de l'alcool tient évidemment, d'après M. Demange, à l'état de grande dilution dans lequel il se trouve dans l'organisme de ces malades.

Le retentissement du diabète aqueux sur la santé générale est souvent très peu marqué. Cependant, il est un certain nombre de troubles assez constants qui dépendent de cette affection. Les malades se plaignent d'un endolorissement de la région lombaire qui survient lorsqu'ils travaillent et particulièrement lorsqu'après avoir plié le corps en deux, ils viennent à le redresser. En même temps, ils éprouvent une sensation très marquée de faiblesse et se plaignent de crampes dans les mollets, dans les cuisses, parfois dans les mains. Un certain degré d'amaigrissement se joint à ces symptômes. MM. Mathieu et Ballet ont vu un diabétique hydrurique subir, dans l'espace de huit mois, une perte de poids de dix kilogrammes. Deux de nos malades ont remarqué qu'ils perdaient un certain nombre de kilos lors de chaque attaque de polyurie ; l'attaque amendée, ils reprenaient leur embonpoint primitif.

Les fonctions génitales demeurent intactes chez les hommes comme chez les femmes. Bien plus, d'après un mémoire lu par Mathews Duncan (1) à la Société obstétricale de Londres, l'augmentation de la filtration rénale rendrait plus actives les fonctions d'ovulation et de reproduction chez la femme. Une cliente de l'auteur, chez laquelle la polyurie était congénitale et per-

____

(1) Mathews Duncan. *Gaz. des hôp.*, 1887.

manente, a eu onze grossesses. Une autre femme, affectée de diabète insipide momentané, devint quatre fois enceinte pendant qu'elle était polyurique. Chez G. Phil., l'impuissance doit tenir à l'altération de l'état général bien plutôt qu'à la polyurie.

La plupart des auteurs admettent que la constipation est la règle dans le diabète hydrurique ; elle s'expliquerait, ainsi que l'absence de gargouillement que Vogel a signalée, par la diminution des sucs biliaires et intestinaux. Elle n'existait ni chez J. Alb., ni chez G. Phil. ; D. Cherf. était habituellement constipé bien des années avant le début de la polyurie.

La rareté de la sécrétion sudorale peut donner au tégument externe une consistance et un aspect spéciaux ; la peau est sèche et luisante. Cependant, la seule inspection ne suffit pas dans tous les cas pour dénoter des modifications de ce genre. Mais, le professeur Strauss de Tubingue, Bürger, Pribram (1) ont fait voir, par l'étude de la perspiration cutanée et de l'exhalation pulmonaire, que le diabète aqueux s'accompagne d'un trouble intime et profond de la nutrition. Ces fonctions sont réduites de plus de moitié. Leur diminution atteint, d'après Strauss, 1100 centimètres cubes par jour. Tandis qu'un adulte sain observé par cet auteur éliminait par ces voies d'excrétion 2000 à 2600 centimètres cubes en vingt-quatre heures, un polyurique n'éliminait que 540 à 640 centimètres cubes dans le même espace de temps. Burger a noté, chez un enfant polyurique âgé de 7 ans, les chiffres suivants : 685 grammes, 544 grammes, 537 grammes ; un enfant sain du même âge pris comme témoin excrétait : 904 grammes, 683 grammes, 949 grammes par jour. Un malade de Pribram éliminait 500 à 3000 grammes, la perspiration cutanée et l'exhalation pulmonaire atteignant un chiffre d'autant plus élevé que la quantité d'urine rendue était moindre. Pribram a aussi établi l'existence de rapports intéressants entre la plus ou moins grande activité de ces fonctions et le poids du corps ; on peut voir dans le tableau que nous reproduisons ci-dessous que leur diminution coïncide avec une augmentation de l'embonpoint.

---

(1) Pribram. Alf. Untersuch. über Zuckerl. Harnruhr. Prag. Vjhrschr, CXII, 1871.

	Boissons	Urine	Respiration (peau et poumons)	Poids du corps
10 et 11 décembre	28513,7	28707,2	1282,0	+ 910
12 et 13 —	27967,7	27105,0	1183,4	+ 2100
18 et 19 —	26865,9	26637,8	2649,2	— 210
19 et 20 janvier	22345,7	20584,9	3981,1	— 2807

M. Lécorché a noté, chez les polyuriques, une tendance à l'hypothermie ; chez un malade qui absorbait 14 à 15 litres de liquide par jour, l'abaissement de la température atteignait *1 degré*.

Les symptômes du diabète hydrurique paraissent être à peu près les mêmes chez l'enfant et chez l'adulte. Nous verrons, en parlant du pronostic, s'il y a lieu de considérer, avec certains auteurs, la maladie comme étant particulièrement grave lorsqu'elle atteint les enfants.

MARCHE, DURÉE, TERMINAISON

On serait assez souvent dans le vrai en disant que le diabète hydrurique a une marche continue, une durée prolongée pendant toute la vie et qu'il ne prend fin que lorsqu'un accident ou une maladie intercurrente vient mettre un terme à l'existence.

Mais, ces assertions seraient trop absolues si on les étendait à tous les cas. Et d'abord, il existe une forme aiguë, qui s'observe a la suite de certains traumatismes encéphaliques suffisants pour produire une excitation des éléments nerveux provocatrice du diabète aqueux, mais dont l'action s'est épuisée au bout d'un certain nombre de jours. En pareil cas, la guérison a lieu spontanément.

Dans une autre catégorie de faits, l'altération produite est irréparable et la maladie est chronique. La chronicité est, d'ailleurs, la règle dans l'affection qui nous occupe. La marche est le plus souvent continue et les exemples ne manquent pas de polyurie durant sans rémission pendant un grand nombre d'années. « La forme intermittente, disait Magnant (1), est très rare à la vérité, puisqu'on n'en a signalé que trois observations ». Les trois cas auxquels l'auteur faisait illusion sont ceux de G. Maxwel, de Bartholin et de Klein. Depuis cette époque, on a observé d'autres exemples de cette forme de la maladie. M. Lécorché la considère comme la règle chez les hystériques et les gens nerveux ; la polyurie survient à la suite de causes insignifiantes, elle est sujette à des rémissions de durée fort inégale ; elle peut enfin, lorsqu'elle dure ainsi depuis

---

(1) MAGNANT. *Thèse*, Strasbourg, 1862.

un certain temps, devenir continue et chronique. « Chez les hystériques, disent MM. Laveran et Teissier (1), la polyurie peut disparaître d'une façon définitive; d'autres fois, la guérison n'est qu'apparente et la maladie récidive sous l'influence de causes considérées comme futiles». Chez les trois malades que nous avons vus, l'affection a jusqu'à présent procédé par attaques successives séparées par un état normal ou, plus exactement, presque normal. G. Phil. a toujours émis, dans l'intervalle de ses poussées de polyurie, des urines plus abondantes qu'avant le début de la maladie; chez J. Alb., la quantité d'urine excrétée ne paraît jamais être descendue au-dessous de deux litres par vingt-quatre heures. Nous devons ajouter que les rémissions sont, chez nos trois malades, manifestement dues au traitement; rappelons seulement que la quatrième attaque de polyurie dont a souffert J. Alb. s'est prolongée pendant un an faute de traitement.

Un phénomène assez constant dans l'histoire du diabète hydrurique est la cessation de la polyurie pendant le cours des maladies aiguës fébriles ; lorsque l'état fébrile a cessé, la polyurie se rétablit comme auparavant. Lacombe a rapporté plusieurs exemples de polydipsie diminuant du fait de maladies intercurrentes ; le malade observé par Charcot (obs. VII) ne présentait plus les symptômes du diabète aqueux pendant qu'il était atteint de *varioloïde*. Chez la malade qui fait le sujet de l'observation de Desgranges rapportée par Lacombe, l'apparition de sueurs abondantes amena une diminution momentanée de la soif. L'un de nos malades, D. Cherf, aurait fait exception à la règle : il prétend que la polyurie dont il souffrait ne s'est pas amendée sous l'influence d'une scarlatine.

Y a-t-il lieu de décrire des complications du diabète hydrurique ? Les troubles de la vue, la furonculose, les gangrènes, les abcès, la carie dentaire, tous accidents si fréquents au cours du diabète sucré, ne s'observent jamais dans le diabète hydrurique. Cependant on a pu voir, dans l'observation XV que nous avons rapportée d'après M. Duguet, l'anthrax et la périostite alvéolo-dentaire co-existants tout au moins avec la polyurie simple ; la malade présentait, en outre, des troubles

---

(1) Laveran et Teissier. Tr. de path. méd. t. 1, 1894.

visuels. Un malade de Flatten (1) était atteint de furonculose.

Trousseau croyait que la phthisie tuberculeuse était une terminaison fréquente de la polyurie essentielle ; mais il est à présumer qu'il confondait le diabète hydrurique avec l'azoturie ou la phosphaturie. La généralité des auteurs considère la tuberculose survenant dans le cours de l'hydrurie comme exceptionnelle. Grisolle (2) rapporte un cas de tuberculose dont l'étiologie semblerait être la polyurie, tout en considérant le fait comme absolument rare. Sur soixante-dix à quatre-vingts polyuriques, Lancereaux a rencontré deux tuberculeux ; l'influence de la bacillose est loin d'être manifeste dans l'observation suivante :

Obs. XIX (3). — Femme de 24 ans, bonne santé habituelle, soif intense depuis neuf mois, à la suite du sevrage de son enfant. Son père et son frère furent glycosuriques. Le frère était mort du diabète ; le père était mort phthisique, et ses urines ne renfermaient plus de sucre avant sa mort.

Quant à la malade, elle présentait les signes physiques d'une tuberculose commençante.

En moyenne 17 pintes d'une urine pâle, d'une densité de 1000, sans albumine ni sucre ; urée et chlorures en quantité normale.

Légère diminution de la diurèse sous l'influence de la valériane. La densité, qui était de 1000 pour 17 pintes, monte à 1006 pour 13 pintes. La malade est perdue de vue.

M. Jaccoud (4) a eu l'occasion d'observer quelques diabétiques hydruriques tuberculeux. Bertail considère l'influence de la polyurie sur la tuberculose pulmonaire sinon comme nulle, du moins comme fort douteuse ; M. Jaccoud fait « les plus expresses réserves » à cet égard.

Grisolle accuse le diabète aqueux d'entraver la croissance : « Il ne paraît pas, dit-il, que cette maladie ait jamais occasionné la mort par elle-même ; cependant elle laisse les individus dans un état habituel de faiblesse, et lorsqu'elle commence dans l'enfance ou pendant la puberté, elle peut, comme nous l'avons vu une fois, retarder le développement régulier du corps ».

---

(1) Flatten. Arch. f. Psychiatr., 1882.
(2) Grisolle. Tr. de path. int., 1862.
(3) Reith in Lancereaux. Thèse d'agrég., Paris, 1869.
(4) Jaccoud. Loc. cit.

DIAGNOSTIC

Le diagnostic du diabète hydrurique est facile, à la condition toutefois que l'on procède à une analyse complète des urines.

On devra d'abord s'assurer, en recueillant soigneusement les urines des vingt-quatre heures, qu'on se trouve en présence d'une véritable polyurie et non d'une pollakiurie. Au bout de quelques jours d'observation, si l'on constate que l'excrétion exagérée d'urine est permanente, on sera en droit d'éliminer les polyuries critique et médicamenteuse, dont la durée est éphémère ou ne survit pas à la suppression des diurétiques. L'absence d'albuminurie, l'abondance des urines et la non existence des symptômes de sclérose rénale permettront de rejeter la possibilité d'une néphrite interstitielle. Si l'on constate, d'autre part, l'existence de la polydipsie et de la polyphagie, on est en droit d'affirmer qu'il s'agit d'un diabète. Si l'urine est de densité très faible, on peut déjà présumer qu'il s'agit d'hydrurie simple. Néanmoins, on ne peut rien affirmer avant d'avoir poursuivi l'examen des urines.

L'analyse qualitative, qui a déjà montré l'absence d'albumine, démontre-t-elle qu'il n'y a ni glycosurie, ni peptonurie ? Il faut recourir à l'analyse quantitative, qui seule peut faire connaître si les éléments contenus dans l'urine des vingt-quatre heures sont en quantité normale. La quantité d'urée est-elle physiologique ou inférieure au chiffre ordinaire ? il ne s'agit pas de diabète azoturique.

Si la quantité des phosphates est normale, le diabète phosphaturique est mis hors de cause.

Dès lors, le diagnostic de diabète hydrurique se trouve parfait grâce à toutes ces éliminations successives. Il n'y a pas lieu de classer à part les cas dans lesquels on trouve un excès de chlorures, puisque cette hyperchlorurie doit être considérée comme purement alimentaire, ainsi que nous l'avons indiqué plus haut.

Mais, la maladie reconnue, il en reste à faire le diagnostic étiologique, qui est souvent délicat et entouré d'obscurité. On doit donc rechercher, en premier lieu, s'il n'existe aucun signe de lésion encéphalique traumatique ou spontanée. S'il n'y a rien de notable dans cet ordre d'idées, on fait un examen soigneux et approfondi du système nerveux ; après avoir procédé à un interrogatoire minutieux, on pratique l'exploration des systèmes locomoteur, sensitif et sensoriel. Cet examen ayant révélé un état nerveux ou névropathique plus ou moins accusé, on dirige ses investigations du côté de la cause déterminante, que l'on trouve ou que l'on ne trouve pas. Plus souvent, on a l'embarras du choix, et cela s'explique par la banalité des causes occasionnelles qui peuvent être incriminées. Par exemple, un malade syphilitique et alcoolique aura, en même temps, subi l'impression du froid ; un autre aura fait une chute et eu simultanément une grande frayeur. Il n'en est pas moins vrai que, dans un grand nombre de cas, les souvenirs du malade sont assez précis et la relation de cause à effet assez nette pour permettre d'établir à coup sûr le diagnostic étiologique, dont l'importance peut être de premier ordre au point de vue des précautions hygiéniques que l'on devra recommander.

PRONOSTIC

La gravité de la maladie qui nous occupe a été envisagée de façon différente par les auteurs. Trousseau (1) considérait la polydipsie comme étant d'un pronostic plus sérieux que le diabète sucré ; à l'exception de quelques cas heureux très rares, les polydipsiques seraient voués à la cachexie ou à la phthisie. M. Bouchut (2) dit avoir vu plusieurs malades qui, parvenus à un état de marasme squelettique, finissaient par mourir de consomption ou à la suite d'accidents comateux sans paralysie. Cependant, le même auteur a vu, dans d'autres cas, la guérison survenir. D'après Guéneau de Mussy (3), « la polyurie qui débute dans l'âge adulte paraît plus grave que celle qui se développe dans l'enfance ». Par contre, d'autres considèrent que la polyurie a, chez l'enfant, une allure plus rapide et entraîne fatalement la mort. Roger (4) pense que les enfants polyuriques ne survivent pas plus de 3, 6 ou 9 ans au début de l'affection et qu'ils succombent à des troubles digestifs et à des accidents comateux. Mais Rayer et Barthez ont vu le diabète hydrurique guérir chez l'enfant.

Déjà, Lacombe avait porté un pronostic bénin, qui lui était, pour ainsi dire, imposé par la lecture de la plupart des observations rapportées dans sa thèse : plusieurs adultes, polydipsiques depuis leur enfance, se trouvaient dans un état de santé

(1) Trousseau. *Clin. méd. de l'Hôtel-Dieu*, 1877.
(2) Bouchut. *Gaz. des hôp.*, 1877.
(3) Guéneau de Mussy. *Loc. cit.*
(4) Roger. *Journ. de méd. et de chir. prat.*, p. 293, 1866.

satisfaisant. Lancereaux (1) considérait que la mort est exceptionnelle, mais peut survenir par épuisement de l'organisme. Lécorché (2) a vu des polyuriques conserver pendant 20, 25, 30 ans une bonne santé.

Comment expliquer que de pareilles contradictions aient pu exister entre des cliniciens aussi justement renommés ? Faut-il admettre que tous les cas ne comportent point le même pronostic ? Nous ne le pensons pas. M. Lécorché est porté à croire que, dans les cas mortels, il s'agissait d'azoturie. On a aussi englobé dans la même description des cas de phosphaturie. La tendance actuelle est de considérer le diabète hydrurique comme comportant un pronostic absolument bénin *quoad vitam*. Nous n'avons pas rencontré une seule observation probante de diabète hydrurique qui ait, par lui-même, causé la mort ; dans tous les cas mortels, l'analyse des urines faisait défaut ou était incomplète.

L'affection telle que nous l'avons décrite, consistant dans l'élimination exagérée du seul élément aqueux de l'urine, constitue bien plutôt une infirmité incommode qu'une maladie à proprement parler. Cependant, prenant en considération l'état de faiblesse habituelle accusé par les malades et l'amaigrissement qui survient, tout au moins chez certains d'entre eux, il est permis de se demander si une affection intercurrente ne comporterait pas un pronostic plus sérieux du fait de la polyurie coexistante. Les fièvres sont hors de cause, puisque l'observation a montré que, dans la plupart des cas, leur apparition coïncide avec la cessation temporaire du diabète aqueux. Mais, supposons une affection apyrétique accompagnée d'anorexie persistante : le sujet nous paraît voué à une émaciation plus rapide s'il est polyurique. En tenant compte de ces réserves, nous dirons, avec M. Jaccoud, que le pronostic du diabète hydrurique dépend de la persistance de la polyphagie et aussi de l'état général du sujet.

Si le diabète hydrurique n'est pas grave par lui-même, il se montre, en revanche, d'une désespérante ténacité. Sur ce point, les auteurs sont tous du même avis. Les divers traitements pré-

(1) LANCEREAUX. *Loc. cit.*
(2) LÉCORCHÉ. *Loc. cit.*

conisés n'ont souvent qu'une efficacité incomplète et temporaire. Il y a, cependant, dans la littérature médicale, quelques exemples de guérison paraissant définitive. Plus souvent, on obtient une amélioration qui équivaut presque à la guérison ; mais le sujet n'est pas à l'abri des reprises offensives de la polyurie. L'histoire de J. Alb. est là pour l'attester : chacune de ses cinq attaques a été enrayée, mais la quantité d'urine des 24 heures, qui n'est jamais retombée au chiffre physiologique, démontre la persistance de la disposition morbide.

ANATOMIE PATHOLOGIQUE

Lorsqu'une maladie n'est pas assez grave pour causer la mort par elle-même, on ne possède en général sur elle que des connaissances anatomo-pathologiques fort incomplètes. Dans les rares autopsies de diabétiques hydruriques qui ont été faites, on s'est trouvé en présence de lésions multiples, parmi lesquelles il a été difficile de reconnaître les altérations ressortissant à la maladie que nous étudions.

Strauss (1) a examiné le sang et l'a trouvé normal. D'après M. Lécorché (2), il n'y a pas de modification des globules sanguins.

Mais deux faits du plus haut intérêt ent été mis en lumière : l'un est l'hypertrophie et la congestion des reins, qui peuvent être considérées comme les seules modifications anatomiques sous la dépendance directe de l'hydrurie ; l'autre constatation due aux nécropsies tire son intérêt de l'important appui qu'elle fournit à la théorie nerveuse du diabète aqueux : elle fait voir que les lésions encéphaliques qui produisent directement l'hydrurie ont leur siège au point précis du bulbe que Claude-Bernard irritait mécaniquement chez les animaux pour déterminer l'apparition de la polyurie simple. Plusieurs observations prouvent le bien fondé de ce que nous venons d'avancer.

---

(1) STRAUSS. *Loc. cit.*
(2) LÉCORCHÉ. *Loc. cit.*

Obs. XX (1). — Le 27 février 1863, entre à l'Hôtel-Dieu, salle Sainte-Agnès (service de M. Piorry), le nommé Tissier, jockey, précédemment soumis à l'entraînement, d'une maigreur excessive, atteint d'une diarrhée incoercible, crachant abondamment. On constate en même temps une polydipsie notable; le malade boit de 10 à 12 litres par jour. L'analyse des urines ne révèle ni sucre ni albumine.

Bientôt d'autres symptômes sont remarqués. Le malade éprouve, pendant la nuit, des sensations bizarres, des picotements, des fourmillements dans les extrémités; quelques vertiges, parfois même une sorte de syncope; il se sent comme paralysé; tout éveille l'idée d'une lésion cérébrale. C'est dans ces conditions que surviennent le coma, un état de résolution complète: les yeux sont fixés et tournés en haut, les pupilles rétrécies, maturation réflexe de la commissure labiale gauche, affaiblissement du pouls, enfin la mort le 27 mars.

Autopsie le 29 mars. La vessie contient près d'un litre et demi d'urine à peine colorée. Les reins sont petits. Pas d'altération macroscopique sensible. Le foie, ferme, élastique, d'un brun jaunâtre, présente quelques points miliaires sur la capsule de Glisson. L'estomac, un peu rétréci, montre la muqueuse ardoisée avec des traces nombreuses de congestion. Les poumons ne renferment pas de tubercules; il y a de la congestion très œdémateuse en arrière. Au cœur, le ventricule gauche est hypertrophié et la cavité très diminuée. Rate normale. Rien du côté du cerveau ni du cervelet; au contraire, la surface du quatrième ventricule, à partir du *calamus scriptorius,* présente un aspect différent de l'aspect normal; elle est vivement injectée, grisâtre par points et comme œdématiée. Toute cette modification est parfaitement localisée, délimitée en haut par le *calamus,* en bas par le sillon médian de la moelle. Le plancher du quatrième ventricule a été dessiné par M. Lackerbaïer: malheureusement l'examen histologique n'a pu être fait.

Obs. XXI (2). — *Diabète insipide chez un enfant. consécutif à une tuberculose des membranes de la base du cerveau.*

Mary Cravy, âgée de 5 ans, appartient par sa mère à une famille de tuberculeux, admise à l'hôpital des Enfants malades le 7 juin 1867.

Depuis un an, on a remarqué qu'elle souffrait d'une soif excessive et que son urine devenait d'une abondance extraordinaire. La nuit, elle était obligée de se lever à chaque instant pour uriner. Elle a maigri depuis quelque temps, bien qu'elle ait conservé l'appétit. A son entrée, son urine

<hr>

(1) Lancereaux. *Thèse* d'agrég., Paris, 1869.
(2) Dickinson. In Pain.

était claire comme de l'eau, s'élevait, d'après le dire de sa mère, à près de
5 litres en 24 heures. Durant son séjour à l'hôpital, elle n'a jamais uriné
plus de 3 litres et demi.

La densité a varié de 1,003 a 1,008.

De bonne constitution, assez d'embonpoint.

Elle se plaint de temps en temps de mal de tête ; pas de signe d'affection pulmonaire. Elle est habituellement altérée ; la langue cependant est
humide et pâle, la peau chaude et sèche ; il y a de la constipation. L'enfant vomit quelquefois après avoir mangé. Dans l'urine, pas trace de
sucre ni d'albumine ; rien d'anormal au microscope, si ce n'est de l'épi-
thélium rénal.

Au bout de quelque temps, la température qui était d'abord normale est
graduellement montée à 39°,2 le matin ; 40° le soir. Le mal de tête devint
plus constant, elle s'assoupissait fréquemment, bâillant lorsqu'elle était
réveillée. Cette somnolence aboutit à un état comateux tel que l'urine
s'échappait involontairement. En cet état elle fut emmenée par ses parents ;
cinq jours après le début de la fièvre, de la somnolence, du mal de tête
qui avaient fait diagnostiquer une méningite tuberculeuse. Elle mourut
deux jours après, le coma avait fait place à une vive agitation.

D. Reg. Stacker obtint la permission de faire l'autopsie.

A la base du cerveau, sur l'espace perforé postérieur, la scissure de Sylvius et la face supérieure du cervelet, la pie-mère était parsemée de gra-
nulations tuberculeuses avec dépôts inflammatoires. Épaississement semblable des méninges à la partie supérieure de la scissure longitudinale.
Les méninges sont injectées, le liquide sous-arachnoïdien est très abondant
ainsi que le liquide des ventricules. Il s'échappe une assez grande quantité
de liquide, les circonvolutions ne sont pas aplaties. Les plexus choroïdes
sont pleins de sang, les veines centrales turgides, la substance cérébrale
normale. Nous n'avons pas trouvé de gros noyaux tuberculeux. L'inflammation des membranes est récente à certaines places, mais on voit aussi
des altérations plus anciennes. Le 4ᵉ ventricule est distendu, mais il n'y
a pas d'altération à l'œil nu (pas d'examen microscopique).

Les reins sont congestionnés, mais rien d'anormal. — Rien au poumon.
L'estomac paraît considérablement distendu.

Pain fait suivre cette observation des remarques suivantes :

La disposition des dépôts tuberculeux était telle qu'ils étaient
en contact avec les angles du 4ᵉ ventricule et la face supérieure du cervelet dont l'irritation peut donner naissance à des
troubles de l'excrétion urinaire : les altérations des membranes étaient assez anciennes pour qu'on pût leur attribuer la
polyurie.

Dans un cas de Mœsler(1), que nous avons cité à l'étiologie,

____

(1) Mœsler. *Loc. cit.*

un glio-sarcome de cinq centimètres de longueur sur un d'é-
paisseur adhérait au plancher du quatrième ventricule qu'il
remplissait en partie, se prolongeant en avant jusqu'à l'aque-
duc de Sylvius et en arrière jusqu'au bec du *calamus scriptorius;* en pratiquant une autre autopsie, Mœsler trouva un ramollissement des hémisphères et du quatrième ventricule.

PATHOGÉNIE

Nous chercherons d'abord à établir quel est le trouble primordial dans la genèse du diabète hydrurique, nous verrons ensuite si l'on peut se faire quelque idée du mécanisme intime de l'affection.

Plusieurs auteurs, et Lacombe tout le premier, ont considéré la polydipsie comme le fait primitif dont la polyurie ne serait que la conséquence. Howitz (1) avait même émis une théorie d'après laquelle la soif exagérée reconnaîtrait pour origine une perversion des nerfs gustatifs. Nous nous contenterons, pour réfuter cette opinion, de mentionner les expériences cliniques de Falck (2), Neuschler (3), Parkes (4), et Neuffer (5), desquelles il résulte que l'excrétion exagérée des urines continue chez des malades soumis à la diète sèche. Par conséquent, l'eau se forme aux dépens des tissus eux-mêmes ; la polyurie est donc le fait primitif. Selon la remarque de M. Demange (6), le polyurique fait de l'eau en excès comme d'autres font du sucre ou de l'urée en quantité exagérée ; mais, l'eau pouvant être remplacée dans l'organisme plus facilement que le glycogène ou que les substances azotées, il s'ensuit que l'état général n'est pas aussi altéré dans l'hydrurie que dans les

(1) Howitz. Schmidt's Jahrb., 1857.
(2) Falck. *Loc. cit.*
(3) Neuschler. *Loc. cit.*
(4) Parkes. *Loc. cit.*
(5) Neuffer. *Loc. cit.*
(6) Demange. *Loc. cit.*

autres diabètes, à la condition toutefois que le malade boive à sa soif et se nourrisse suffisamment.

Reste à savoir quelle est la cause de ce trouble de nutrition générateur de la polyurie.

D'après Mœsler (1), c'est à l'action de *l'inosite* ou sucre musculaire que l'on doit rattacher la polyurie dite simple. Il existerait un diabète inosurique comme il existe un diabète glycosurique. Une première constatation plaide contre cette théorie, à savoir : la minime quantité d'inosite observée; Strauss (2) n'a pu constater dans les urines que deux grammes de cette substance au maximum. Mais, une raison plus péremptoire nous est fournie par les analyses de Gallois (3), Burger et Pribram (4) : ces auteurs ont observé des cas de diabète hydrurique sans trace d'inosite dans les urines.

Nous allons voir maintenant que c'est du côté du système nerveux que nous trouverons l'origine de la maladie. Déjà l'étude clinique jointe à certaines constatations anatomo-pathologiques pouvait faire prévoir une telle conclusion. L'expérimentation viendra confirmer, en les précisant, les données étiologiques et anatomiques.

« Quand, dit Claude-Bernard (5), on pique sur la ligne médiane du plancher du quatrième ventricule, exactement au milieu de l'espace compris entre l'origine des nerfs pneunogastriques, on produit à la fois l'exagération des deux sécrétions hépatique et rénale. Si la piqûre atteint un peu plus haut, on ne produit très souvent que l'augmentation dans la quantité des urines, qui sont alors souvent chargées de matières albuminoïdes; au-dessous du point précédemment signalé, le passage du sucre seulement s'observe, et les urines restent troubles et peu abondantes. Il nous a donc paru qu'il pouvait être possible de distinguer là deux points correspondant, l'inférieur à la sécrétion du foie, le supérieur à celle du rein ».

----

(1) Mœsler. Ueber Harnanalyse von diab. insip. Inosurie mit Hydrurie. Virchow's Arch. XLIII, 1868.
(2) Strauss. *Loc. cit.*
(3) Gallois. *Thèse,* Paris, 1864.
(4) Pribram. *Loc. cit.*
(5) Claude Bernard. Leç. de physiol. expér., 1854-55.

Eckhard (1) a provoqué tantôt la polyurie simple, tantôt la glycosurie par les deux moyens suivants : 1° en coupant et irritant le dernier ganglion cervical et les deux premiers dorsaux, ganglions placés sur le trajet des *grands splanchniques ;* 2° en coupant et irritant, dans le canal rachidien, les racines de la première paire dorsale et de la dernière cervicale.

L'excitation du *pneumo-gastrique* au-dessous du cœur, au niveau du cardia, sur les filets de formation du *plexus solaire* (Claude Bernard et Hermann), la section du *sympathique* (Claude Bernard) ont déterminé la polyurie simple.

Si l'on veut bien se reporter à l'étiologie, on pourra rapprocher ces expériences de quelques faits où des lésions et des compressions des mêmes organes ont entraîné le diabète hydrurique chez l'homme.

La congestion habituelle des reins constatée dans les autopsies a conduit à penser que le mécanisme immédiat de l'hyperexcrétion urinaire consiste dans la vaso-dilatation des capillaires rénaux (Roberts) (2). Kien (3) donne une théorie satisfaisante de l'action du système nerveux sur ces vaisseaux. Il existerait sur le plancher du quatrième ventricule un centre d'où partiraient les filets nerveux dilatateurs des vaisseaux rénaux. Dès lors, la polyurie pourrait reconnaître trois ordres de causes : 1° une excitation directe du centre ; 2° une irritation des fibres centrifuges qui émanent de ce centre (excitation du bout périphérique des racines rachidiennes antérieures) ; 3° enfin une irritation qui, partie soit d'un filet nerveux périphérique (plexus brachial, grand sympathique), soit d'une portion de l'encéphale ou de la moelle, irait se transmettre par voie centripète au quatrième ventricule et de là serait réfléchie vers les reins.

L'accord si remarquable que nous avons signalé entre les données cliniques et expérimentales permet de considérer comme suffisamment justifiée la proposition suivante, à savoir : chez tout sujet atteint de diabète hydrurique, il existe une altération anatomique ou un trouble dynamique d'un point précis du bulbe, centre de la polyurie, ou bien des fibres centrifuges qui en émanent.

---

(1) ECKHARD. Beitrag zur Anatom. und Physiol. Giessen, 1867.
(2) ROBERTS. *Loc. cit.*
(3) KIEN. *Loc. cit.*

TRAITEMENT

Il convient d'examiner, tout d'abord, quelle doit être l'hygiène des malades atteints de diabète hydrurique. Il importe que leur vie soit calme et régulière. Ils devront éviter, autant qu'il est possible, toute secousse physique ou morale ; tout changement dans leurs habitudes leur est préjudiciable. Ils feront un exercice physique modéré et en rapport avec leur force de résistance sans jamais aller jusqu'à la fatigue ; ils éviteront avec soin le froid et particulièrement le froid humide ; ils habiteront de préférence les climats secs et tempérés. Ils s'abstiendront des repas trop copieux et n'useront des liqueurs alcooliques qu'avec la plus grande modération.

Outre ces prescriptions générales, on recommandera un régime alimentaire composé en majeure partie de viande et de graisse. Les substances amylacées et sucrées devront n'être prises qu'en petite quantité, car elles favorisent la diurèse. A plus forte raison faudra-t-il s'abstenir des aliments et des boissons reconnus comme diurétiques. Les malades mangeront à leur faim ; il est important qu'ils s'alimentent fortement pour réparer les pertes qu'ils subissent du fait de leur affection. On s'assurera, par des pesées pratiquées à intervalles réguliers, qu'ils ne subissent pas de perte de poids trop notable. Si l'amaigrissement se prononçait d'une manière inquiétante, on aurait recours à la suralimentation ; on veillera, d'ailleurs, avec soin à la conservation de l'appétit et, s'il survenait du dégoût pour certains aliments, il ne faudrait pas hésiter à se départir de la rigueur du régime prescrit et permettre l'usage de mets primitivement prohibés, s'ils étaient plus facilement ingérés et mieux tolérés par l'estomac.

Les polyuriques sont portés à boire une grande quantité de liquide. Nous avons vu que ce fait a servi de prétexte pour édifier une théorie erronée. A son tour, la théorie fausse a suggéré un mode de traitement irrationnel : nous voulons parler du régime sec prôné par Fonssagrives (1). Convaincu, comme nous l'avons déjà dit, de l'inutilité et des dangers que comporte un pareil régime, nous conseillerons, au contraire, de laisser le patient boire à sa soif, tout en l'invitant cependant à ne pas abuser des boissons. M. Lécorché fait remarquer que l'ingestion d'une quantité exagérée de liquide peut avoir quelques inconvénients, en somme peu considérables, qui sont d'abord une plus grande quantité d'urine et, d'autre part, de l'azoturie et de la glycosurie par suite du lavage du sang ou par excès de pression intra-vasculaire ; en effet, Jeanneret a montré que l'urée augmente de $0^{cc},03$ par 100 centimètres cubes de liquide ingéré et les expériences de Bock et Hoffmann ont prouvé que la réplétion exagérée des vaisseaux produit la glycosurie.

Que doivent boire les diabétiques hydruriques ? Il semble que les liquides légèrement acidulés calment le mieux leur soif. On conseillera donc la limonade, la limonade vineuse, les vins rouges fortement chargés de tanin (Demange) (2), pris en quantité très modérée. L'infusion de valériane a été préconisée ; elle servirait à la fois de boisson et de médicament et aurait l'avantage, chez l'enfant en particulier, de n'être pas bue en excès par gourmandise.

Parmi les nombreux médicaments qui ont été opposés au diabète hydrurique, il en est deux dont l'efficacité est bien établie : l'*opium* et la *valériane*. M. Jaccoud emploie l'opium sous la forme d'*extrait thébaïque* en commençant par 2 ou 4 centigrammes et en élevant progressivement la dose jusqu'à 10 et même 12 centigrammes par 24 heures, mais en surveillant de près l'action du médicament ; cette thérapeutique a donné par deux fois un heureux résultat chez J. Alb.

L'*extrait de valériane* se donne aux doses de 4, 5, 6, 10 gram-

(1) Fonssagrives. *Bull. Thérap.*, 1861.
(2) Demange. *Loc. cit.*

mes par jour ; Trousseau a pu atteindre la dose énorme de 30 grammes. M. Bouchard en a obtenu aussi de bons effets. On peut encore faire usage des *valérianates de zinc* et d'*ammoniaque*. Les observations suivantes sont des exemples de l'action médicamenteuse des préparations de valériane et d'opium :

OBS. XXII (1). — *Polyurie chez un enfant de 13 mois ; amélioration de la maladie par la valériane, mais de peu de durée; amélioration par l'opium.*

Le 4 février 1860, A..., âgée de 13 mois, entre à l'Hôtel-Dieu (service de M. le professeur Trousseau).

La mère de cette enfant était restée cinq mois en traitement dans nos salles. Pendant ce temps, l'enfant fut atteinte de coqueluche, et, dans le cours de cette maladie, une soif très vive se déclara ; on pensa alors qu'elle était liée à la coqueluche et on n'y attacha pas d'importance.

La coqueluche terminée, l'enfant sortit de l'hôpital, mais la soif vive persista.

L'enfant a un peu maigri ; elle a une teinte pâle ; elle boit 5 litres de liquide, 2 pots d'infusion de valériane, contenant chacun 4 grammes de valériane, 1 goutte de la solution de sulfate d'atropine.

Le 6, la soif est moindre ; elle n'a bu que 4 litres ; les urines pèsent 1005 ; on n'a pas trouvé de glycose.

Le 7, elle n'a bu que 4 litres ; les urines pèsent 1007.

Le 8, elle a bu 3 litres ; les urines pèsent 1004.

Le 9. — Depuis 3 jours l'enfant se plaint ; sa langue est couverte de petites ulcérations aphteuses. Ces ulcérations s'étendent à la voûte palatine.

La langue est touchée avec une solution saturée de sulfate de cuivre.

Le 10, l'enfant n'a bu qu'un litre et demi ; la langue va mieux.

Le 15. — L'enfant ne buvait plus qu'un litre et demi ; M. Trousseau fait faire une infusion de valériane, 8 grammes pour un seul pot.

Malheureusement cette amélioration ou cette diminution de la soif n'était que momentanée ; actuellement, sous l'influence du laudanum, elle ne boit que 2 litres et demi.

OBS. XXIII (2). — *Diabète insipide. — Injections de chlorhydrate de morphine. — Guérison.*

B..., 14 ans, entrée le 18 juin 1877, au n° 4 de la salle Sainte-Catherine

---

(1) MIRZA REZA BEN MOKIN. *Thèse*, Paris, 1860.
(2) BOUCHUT. *Gaz. des Hôp. de Paris*, 1877.

(service de M. Bouchut). Elle est malade depuis deux ans et souffre toujours de l'estomac, du ventre et de la tête. Les garde-robes sont habituellement naturelles, mais depuis huit jours il y a un peu de diarrhée. Pas de vomissements. Elle mange très peu et n'a pas d'appétit. Elle a toujours soif et se lève la nuit pour boire. Elle urine beaucoup, à peu près autant qu'elle boit.

Elle est entrée l'année dernière à l'hôpital et est sortie non guérie. Cet état-là ne cesse jamais, dit-elle. L'enfant a beaucoup maigri. Elle a des battements de cœur sans souffle valvulaire. Elle ne tousse pas. La résonance de la poitrine est bonne et il n'y a aucun bruit anormal dans les poumons. Elle a de violentes névralgies temporales à gauche et, quand l'accès est un peu fort, elle tombe à terre sans connaissance, ce qui dure, dit-elle, une demi-heure. Son ventre est un peu douloureux à gauche, mais l'on n'y sent pas de tumeur. La matité rénale est un peu plus grande que de coutume et peut-être un peu plus considérable à gauche. Langue naturelle. Pas de fièvre.

21 juin. — L'enfant boit 3 litres et urine 3 litres de liquide clair comme de l'eau et dont la densité est zéro. Cette urine ne renferme ni *sucre* ni *albumine,* et elle contient 4 grammes d'*urée* par litre, ce qui fait 12 grammes par 24 heures.

28 juin. — Des injections hypodermiques de 1 centigramme de chlorhydrate de morphine ont été faites tous les jours. La soif a un peu diminué et les urines ont cessé d'être aussi abondantes.

1er juillet. — L'enfant est guérie.

Exeat, le 8 juillet, sans que la soif ou l'exagération de la sécrétion urinaire ait reparu.

Le *bromure de potassium* se donne aux doses de 2, 4, 6 grammes par jour.

Noël Guéneau de Mussy (1) a employé avec succès la *belladone* qu'il administrait aux doses de 1 à 4 centigrammes.

J. Graves a obtenu une amélioration par la *poudre de Dower.*

Le *castoreum,* le *camphre* et l'*asa fœtida* ont été mis en usage.

On a employé la médication révulsive, soit sur la peau (frictions sèches, bains sulfureux) (Guéneau de Mussy), soit sur l'intestin *(calomel)* (Fleury) (2). On a eu recours à la *strychnine,* au *jaborandi* (Laycock) (3), aux astringents *(acétate de plomb, ta-*

------

(1) GUÉNEAU DE MUSSY. *Loc. cit.*
(2) FLEURY. *Arch. méd.,* 1848.
(3) LAYCOCK. Beneficial use of jaborandi in cases of diab. insip. or Polydips. The *Lancet,* 1870.

nin), aux *ferrugineux*, aux *balsamiques (baume de tolu, copahu, essence de térébenthine)*, aux vaso-constricteurs *(ergot de seigle)*. L'ergot de seigle aurait, dans certains cas, une action remarquablement prompte si nous en croyons l'un de nos malades, D. Cherf. (Obs. XI). L'*azotate de potasse* et le nitrate de potasse fondu ou *sel de prunelle* aurait donné des succès thérapeutiques à Debout et à J. Frank, qui le considère comme pouvant causer des accidents mortels quand il est pris à trop haute dose et peu dilué.

Si nous en croyons D. Cherf., le *tellurate de soude* aurait eu sur lui une action bienfaisante.

Enfin, l'*antipyrine* a été mise en usage (Grancher).

L'électricité a été employée de trois manières différentes : la faradisation de la région lombaire (Clubbe) (1), la galvanisation de l'occiput (Althaus et Finlayson), la galvanisation permanente de la colonne vertébrale par un courant ascendant (Le Fort).

Seidel (2) s'est bien trouvé de la galvanisation de la région lombaire :

Obs. XXIV (2). — Une fille, âgée de 29 ans, est atteinte tout d'abord d'une syphilis constitutionnelle, et plus tard d'une péritonite. Quelques mois après la guérison complète de cette dernière maladie surviennent des douleurs de l'abdomen, des troubles de la menstruation et, en même temps, une exagération des urines. La quantité quotidienne rendue était de 8,000 centimètres cubes, la densité de 1003 à 1004. Absence de sucre et d'albumine.

Dans le courant de la dernière année, et tandis que la malade était soumise à l'expectation, les urines, dans vingt-quatre heures, s'élevèrent à 9,000 centimètres cubes ; plus tard elles tombèrent à 4,000, avec une densité de 1,006. Malgré un certain degré d'amaigrissement, la soif et l'appétit étaient peu modifiés. Seidel essaya la galvanisation des reins ; appliquant le pôle d'une forte batterie dans la région lombaire, près de la colonne vertébrale, et l'autre dans l'hypocondre correspondant, il électrisa ainsi, chaque jour, à l'aide de courants continus, chacun des deux côtés, pendant cinq minutes. Au bout de huit jours, l'urine tomba de 5,957 à 4,600 ; au bout de trois semaines, à 2,300. Après trois mois, la quantité d'urine n'avait pas augmenté.

---

(1) Clubbe. *The Lancet*, 1881, 22 oct.
(2) Seidel in Lancereaux. *Thèse* d'agrég., Paris. 1869.

Le professeur Le Fort appliquait un courant ascendant depuis la région lombaire jusqu'au cou ; il arrivait progressivement à employer dix *éléments* ; dans un cas, la quantité d'urine tomba, en trois semaines, de 22 litres à 10 litres pour s'abaisser jusqu'à 4 à 5 litres au bout de deux mois. A la suite d'une guérison, l'auteur vit survenir des épistaxis et de la céphalalgie accompagnées d'un malaise général. On doit, par conséquent, être prudent dans l'emploi de l'électricité.

Nous ne saurions terminer l'énumération des divers traitements du diabète hydrurique sans parler de la *suggestion*, que l'on sera autorisé à employer lorsqu'on en trouvera les indications dans l'état du sujet ou lorsque tous les autres moyens auront échoué. On pourra avoir recours soit à la suggestion dans le sommeil hypnotique, qui a donné un si beau succès à M. Babinski (Obs. XVII), soit à la suggestion à l'état de veille par le procédé mis en usage dans l'observation suivante de M. Mathieu :

Obs. XXV. — A. Mathieu, *Société médicale des hôpitaux*, 11 *mars* 1892.

A cette époque, B... urinait de nouveau 25 litres par jour ; la densité de l'urine mesurée immédiatement après la miction était sensiblement la même que la densité de l'urine mixte des vingt-quatre heures ; ce qui excluait toute simulation. J'avais trouvé de mon côté, autrefois, que l'urée dosée dans l'urine directement recueillie et dans le bocal s'élevait sensiblement au même taux. En outre, j'ai vu le malade émettre d'un seul coup 2 litres et demi d'urine, ce qui, non plus, ne se simule pas.

On constata, comme je l'avais fait, l'embonpoint marqué de B..., la conservation de l'appétit, un certain degré de polyphagie, une polydipsie impérieuse, la nuit surtout, et l'absence de toute lésion organique appréciable. Il n'y avait ni albuminurie, ni glycosurie, seulement un certain degré d'azoturie en rapport sans doute avec l'hyperchlorhydrie latente que m'a permis de constater l'examen du contenu de l'estomac pendant la digestion. (HCl libre 0,60 pour 1000, HCl combiné, 2,66. Acidité totale, 3,2. — Urée, 35 à 40 grammes par jour). Avec cela un certain degré d'apathie, une certaine tendance à la tristesse, aux idées sombres. Pas de stigmates hystériques.

Le 26 janvier, M. Lancereaux lui fit donner 1 gramme de phénacétine. Ce médicament fut pris pendant deux jours en solution : l'urine diminua un peu, elle descendit à 21 litres.

Au bout de ces deux jours, la potion fut remplacée par des cachets, mais à l'insu de tout le monde, même de M. Lancereaux, M. Thiroloix fit remplacer la phénacétine par du chlorure de sodium. On en donna 1^{gr},50, puis 2 grammes, puis $2^{gr},50$. Le résultat fut remarquable ; le 9 février, l'urine était à 9 litres, à 5 litres le 11. Après quelques oscillations aux environs de 7 litres, elle retomba à 5 litres les 20, 21 et 22 février. La densité s'était élevée en même temps que s'abaissait la quantité : il n'y avait donc pas eu manœuvre frauduleuse dans ce sens non plus que dans le sens de la polyurie.

Tout le monde était émerveillé des bons effets de la phénacétine. Le 23 février, M. Thiroloix découvrait la substitution commise ; l'heureux résultat obtenu, il fallait l'attribuer au sel marin, — qui ne s'était jamais trouvé à pareille fête — et surtout à la suggestion.

Le charme rompu, les urines reprirent une marche ascendante ; le 29 février, elles étaient à 9 litres. L'observation n'a pas été poussée plus loin. B..., plus vexé d'avoir été trompé que satisfait d'avoir été amélioré, réclama sa sortie. Il ne tardera pas évidemment à rentrer dans le service de quelqu'un de nos collègues : il sera sans doute beaucoup moins sensible à la phénacétine, et même au sel marin.

CONCLUSIONS

Le diabète hydrurique est une entité morbide nettement définie. Il est essentiellement caractérisé par l'émission exagérée d'urines telles que les analyses qualitative et quantitative ne révèlent rien d'anormal dans leur composition.

Il atteint de préférence les adultes de vingt à quarante ans et les enfants de cinq à quinze ans ; il est tout à fait exceptionnel chez le vieillard.

Il frappe plus souvent l'homme que la femme.

Il peut reconnaître pour cause une lésion traumatique ou spontanée de l'encéphale. Dans tous les autres cas, il se développe sur un terrain névropathique sous l'influence d'une cause occasionnelle. Chez l'enfant, il est héréditaire.

La *polyurie*, la *polydipsie,* et la *polyphagie* forment la triade symptomatique du diabète hydrurique.

Sa marche est continue ou intermittente, sa durée souvent longue.

Il n'entraîne pas par lui-même une issue fatale ; mais il est singulièrement tenace et sujet aux reprises.

Sa cause intime réside dans une altération matérielle ou dynamique d'un point du quatrième ventricule situé un peu au-dessus de l'origine apparente des nerfs de la huitième paire crânienne.

La guérison survient rarement, mais un traitement bien dirigé produit une amélioration notable. L'*opium* et la *valériane* sont les médicaments dont l'efficacité est le mieux démontrée.

INDEX BIBLIOGRAPHIQUE

ANDERSOHN. — Nichtzucherführenden Harnruhr. *Thèse*, Dorpat, 1862.

J. BABINSKI. — *Soc. méd. des hôp.*, Paris, 1891.

F. BARTHEZ. — *Union. méd.*, 1861.

BARTLETT. — The *American Journal*, p. 356, 1835.

BARON. — *Gaz. méd.*, 1856, n° 43.

BAUCHET. — Des lésions traumatiques de l'encéphale. *Thèse* de concours, Paris, 1860.

BAUDIN. — De la polydipsie et de la polyurie. *Thèse*, Paris, 1855.

BEALE. — De l'urine, des dépôts urinaires, trad. fr. par Olivier et Bergeron, p. 173, 1865.

BECQUEREL. — Sémiotique des urines.

BELLOC et BRONGNIART. — *Bull. de la Soc. philom.*, t. I.

BENCE JONES. — *Gaz. des hôp.*, 1854, n° 7.

BENEKE. — Studien zur Urologie (Arch. f. Wiss. Heilk, 4).

Hug. BENNETT. — Principles of medic., p. 920, London, 1859.

Claude BERNARD. — Leçons de physiologie expérimentale, 1854-55, p. 237 et 412.

  —   Leçons sur le diabète, 1877.

BERTAIL. — *Thèse.*

BIDARD. — *Bull. de thérap.*, t. XLVIII, 1852.

BOISSAT. — *Journ. gén. des méd.*, t. LXXX, p. 164, 1822.

BOUCHARDAT. — De l'oligurie avec considérations sur la polyurie.

  —   *Ann. de thérap.*, 1857, supplém. à l'*Ann. de thérap.*, 1861.

  —   *Ann. de thérap.*, 1869.

  —   Forme nouvelle de consomption, 1862.

BOUCHARD. — Leçons inédites sur les diabètes professées à la Faculté de Médecine. Paris, 1874.

BOUCHUT. — *Gaz. des hôp.*, 1877.

BOUFFARD. — Quelques considérations sur la soif. *Thèse*, Paris, n° 437, an XIII.

BRADBURY. — Case of diabetes insipidus; rapid improvement under the use of valerian. The *Lancet*, 1873.

CHARCOT. — Diab. non sucré, suite d'un coup sur la tête. *Gaz. hebd.*, 3 février 1860.

CLUBBE. — Diab. insip. traité par l'électricité. The *Lancet*, 22 octobre 1881.

DA COSTA. — Diab. traité par le seigle ergoté. *Philad. méd. en Surg.*
— De l'ergot. de seigle dans le traitement du diab. insip. *Rev. hebd.*, 1878.

CRAPART. — De la polyurie. *Thèse*, Paris, 1865.

CUFFER. — Art. polyurie in *Dict.* de Jaccoud, 1880.

DAUGARON. — De la polydipsie. *Thèse*, Paris, 1864.

DEBOUT. — *Bull. de thérap.*, t. XLVIII, 1852.

DEBOVE. — *Soc. méd. des hôp.*, Paris, 1891.

DEBROU. — Polydipsie et polyurie conséc. à des lés. cérébr. *Gaz. des hôp.*, 11 février 1860.

DEEBREY. — *Gaz. des hôp.*, 1859.

DELPIERRE. — Polydipsie. Obs. pour servir à son hist. étiol. *Courrier méd.*, 9 mars 1861.

DEMANGE. — *Dict. encyclopéd. des sc. méd.*, t. XXVIII, 1883, art. Diab. hydrurique.

DESGRANGES. — *Annales de méd.*, Montpellier, t. VI, p. 56, an XIII.

DUGUET. — *Gaz. des hôp.*, 1881.

Mathews DUNCAN. — *Gaz. des hôp.*, 1887.

EADE. — Case of diabetes insipidus. *Beale's Archiv.*, t. III, 1861-62.

EBSTEIN. — Ueber die Beziehung des Diabetes insipidus zu Erkrankung des Nervensystems. *Deutsche Arch. f. Klin. Méd.*, XI, 1873.

ECKHARD. — Beitrag zur Anatom. und Physiol. Giessen, 1867.

EDGREN. — Diab. insipide avec destruct. partielle du noyau lenticulaire de la capsule interne. *Nord. méd. Archiv.*, 1890.

EICHHORST (de Zurich). — Traité de pathologie et de thérap., trad. fr.

ERB. — *Medic. Times and Gaz.*, 1868.

FALCK. — Zur Lehre der einfachen Polyurie. *Deutsche klinik*, 1855.

FALCK et SCHEFFER. — De la quant. d'eau contenue dans les organes des animaux soumis à la privat. de boissons. *Gaz. méd.*, 3e série, t. X, 1855.

FALLOT (de Namur). — *Journ. de Brux.*, 1844, et *Gaz. méd.*, Paris, 1845.

FIEUZAL. — Diab. avec polyurie et polydipsie; asphyxie rapide. *Trib. méd.*, 1876.

FISCHER. — Du diab. conséc. au traumat. *Arch. gén. de méd.*, sept. 1862.

FLATTEN. — Arch. f. Psychiatr., 1882.

FLEURY. — Un cas de polydipsie traité par le calomel. *Arch. méd.*, 1848.

FONSSAGRIVES. — *Bull. thérap.*, 1861.

FORGET. — Résumé clin. de juillet 1842 à juillet 1844.

Alf. FOURNIER. — *Gaz. des hôp.*, p. 438, 1871.

FRANK. — Act. Inst. clin. Viln. Leips., p. 104, 1812.

FRASER. — On diab. *London hospital Reports*, t. III.

FRITZ. — Du diab. dans ses rapports avec les mal. cér. *Gaz. hebd.*, 1859.

Gallois. — De l'inosurie. *Thèse*, Paris, 1864.

S. Gee. — A contribution to the history of polydipsia. S. Bartholom. Hospit. Rep., t. XIII, p. 79, 1877.

Golding-Bird. — L'urine, trad. O'Rorke, 1861.

Goolden. — On diabetes and its relations to brain affections, 1854.

— Pathology of diabetes, 1854.

Graves. — *Journ. méd.*, Dublin, sept. 1834.

Griesinger. — Stud. über diabetes. *Arch. f. phys. Heilk.*, 1er cahier, p. 22, 1859.

Grisolle. — Traité de path. int. (1862).

Noël Guéneau de Mussy. — *Clin. méd.* Paris, 1875, t. II, p. 239.

— *Gaz. des hôp.*, 1871.

Hagenbach. — Jahrb. f. Kinderheilk, XIX, 1882.

Hanckroth. — Pr. Vir. Ztg., 1852.

Haughton. – Notes on diab. insip. Dubl. quarterly journ., 1863.

H. A. H. Van Heidjden. — Diabetes insipidus. Diss. Leiden, 1875.

Heusinger. — Krankheiten des Harnsystemes von R. Willis übers.

Hilton-Fage. — Guy's hospital Reports, 1869.

Hohl. — Archiv. für physiol. Heilk., nouv. sér., t. II, p. 410, 1818.

Howitz. — Ueber das Verhalt. der Chlorverbindungen im Urin namentlich des Kochsalzes in verschied. patholog. Zustanden. Schmidt's Jahrb., 1857.

Hugonard. — *Lyon. méd.*, t. XXXV, 1880.

Jaccoud. — *Clin. de la Pitié*, vol. 1887, années 1885-86, p. 566.

Jarrold. — Rech. sur le diab. insip. *Bibl. méd.*, t. XX, p. 278, Paris, 1808.

Jordao. — *Un. méd.*, n° 114, 1857.

Kaurin. — Vorsk Magaz. for Lægevid, 1880.

Keyes. — *Un. méd.*, 1853.

Kien. — De la polyurie. *Thèse*, Strasbourg, 1865.

Kiener. — Physiologie de la polyurie. *Thèse*, Strasbourg, 1866.

Kirby. — *Dublin Press*, 1845.

Lacombe. — De la polydipsie. *Thèse*, Paris. 1841.

Lancereaux. — De la polyurie (diab. insip.) *Thèse* d'agrég. Paris, 1869.

— Traité hist. et prat. de la syphilis, p. 477, Paris, 1866.

Landouzy. — *Gaz. des hôp.*, 1862, et *Un. méd.*, nouv. série, t. XIV, 1862.

Larrey. — *Clin. chir.*, t. II, p. 155.

Lasègue. — De l'état act. de nos conn. sur la polyurie (diab. insip.) *Arch. gén. de méd.*, t. II, p. 80, 1866.

Laveran et Teissier. — Traité de pathol. méd., 1894, t. I.

— Nouveaux élém. de path. et de clin. méd. Paris, 1879.

Laycock. — Beneficial use of jaborandi in cases of diab. insip. or Polydipsia. The *Lancet*, 1870.

Lécorché. — Du diabète, chap. Polyurie.

Legendre. — In Traité de méd. de Charcot-Bouchard-Brissaud.

— *Un. méd.*, 1853.

Leudet. — De la mén. chron. et de son infl. sur la produc. de la polyurie. Clin. de l'Hôtel-Dieu de Rouen, 1874.

Levrat-Perotton. — *Thèse,* Paris, 1859.
Leyden. — *Berlin. Klinisch. Wochenschrift,* n° 37, 1865.
Liouville et Longuet. — Arch. de physiol., n° 3, p. 322.
Luys. — *Rev. des hôp.,* 25 mai 1861.
L. Mackenzie. — Clin. sur la polyurie (diab insip.). *Med. Times and Gaz.,* p. 237, 1878.
Magnant. — Du diab. insip., *Thèse,* Strasbourg, 1862.
Martin. — *Moniteur des hôp.,* 11 fév. 1857.
A. Mathieu. — *Soc. méd. des hôp.,* 11 mars 1892.
— *Bull. de la Soc. méd.,* 1891.
Mœsler. — Zur casuistik der Hirntumoren.
— Ueber Harnanalyse von diabetes insipidus. Inosurie mit Hydrurie. Virchow's Archiv, t. XLIII, 1868.
Moutard-Martin. — Polydipsie conséc. à une commot. cérébr. *Un. méd.,* 1860, t. V, et *Gaz. des hôp.,* 1860, 11 févr.
Mouton. — *Annales de la Soc. de méd.,* Montpellier, t. IX, p. 75.
Muhrbeck. *Journal de Hufeland,* mai 1820, et *Bibl. méd.,* t. LXXXIII, p. 106.
Nepveu. — Polyuries réflexes, *Gaz. hebd.,* 1877.
Neuffer. — Ueber diabetes insipidus, *Thèse,* Tubingue, 1856.
Ed. Neuschler. — Beitrag zur Kentniss des Einfach und der Zuckerf. Harnruhr. Arch. zur Forder. d. Wissenchaftl. Heilk., Bd. VI, Hef. i, 1861.
Novellis. — *Gaz. méd.,* Paris, 1845.
Obolensky. — Un cas de diab. insip. syphilitique. Wratch, 1891.
Ollivier. — *Soc. de biol.,* 1876.
Oppenheim. — *Zeitschr. f. klin. Med.,* V, vi, 1883.
Oppenheimer. — Polyurie période. *Deut. med. W.,* 1890.
Oppolzer. — Hysteria cum polyuria. Allg. Wien. *Med Zeit.,* n°s 38, 39, 1866.
Orsi. — *Gazz. nat. ital.* Lombard, 1881.
Pain. — *Thèse,* Paris, 1879.
A. Parkes. — On the compos. of the urine, p. 363. London, 1860.
Piorry. — De l'hyperurrhée ou diab. non sucré. *Gaz. des hôp.,* p. 243 1856.
Plagge. — Diab. traum. Virchow's Arch., XIII, 1859.
— *Un. méd.,* 22 mars 1860.
Poggiale. — *Gaz. méd.,* p. 503, 1854.
Potain. — Polyurie sympt. d'une hémorr. cérébr. *Gaz. des hôp.,* 1862.
Pouteau. — Œuvres posthumes, t. II, p. 123.
Pribram. — Alf. Untersuch. über Zuckerl. Harnruhr. Prag. Vjhrschr., CXII, 1871.
Ch.-H. Ralfe. — Deux cas d'anévr. aort. avec aug. de la sécr. urin. Diab. insip. The *Lancet,* p. 308, 1876.
Rayer. — *Annales de thérap.,* t. V, 1847.
Mirza Reza-ben-Mokim. — De la polyurie, *Thèse,* Paris, 1860.
Reith. — Polydips. treat by large doses of valerian, improv. clinic. remarks. *Med. Tim. and Gaz.,* I, p. 309, 1866.
Reynal et Bouley. — *Gaz. méd.,* 1855.

Richardière. — Traité de méd. et de thérap. de Brouardel, Gilbert, Girode, t. III, p. 346, 1897.

W. Roberts. — A practic. treat. on urin. and renal diseases. London, 1865.

Roger. — Polyd. chez les enfants, *Journ. de méd. et de chir. prat.*, p. 293, 1866.

Romberg. — Lehrb. der Nervenkrankheit. des Mensch., p. 129. Berlin, 1857.

Rostan. — Polyurie traumat., *Un. méd.*, 1855.

Sauvages. — Nosogr. méthod. *Arch. gén. de méd.*, 1848.

Schiff. — Untersuch. über Zuckerbild. in des Leber. Berne, 1859.

— *Un. méd.*, 1868.

Sée. — *Gaz. des hôp.*, 1866.

Seidel. — *Jenaische med. Zeitschrift*, II, 3, p. 350, 1865.

Semmola. — *Gaz. des hôp.*, p. 260, 1881.

Sourouktchy. — Diab. insip. d'orig. syphil. Wratch., 1891.

Simmons. — *Med. facts and observat.*, t. II, p. 73. London.

Standhartner. — Tum. de l'infundibulum. Diab. insip. Wien. *Med. Press*, 1891.

Strange. — Case of diab. insip. Beale's Arch., t. III, 1861-62.

Strauss. — Die Einfache Zuckerl. Harnruhr. Tubingen, 1870.

J. Teissier. — Diabète phosphatique. *Thèse*, Paris, 1876.

Todd. — *Med. Tim. and Gaz.*, mai 1858.

— *Un. méd.*, 23 déc. 1858.

Traube. — Canst. Jahresb., 1854, t. IV, p. 234.

Trousseau. — *Clin. méd.*, 1862 et 1877.

— *Gaz. des hôp.*, 25 sept. 1858.

Valentin. — De fonct. nerv. cerebr. et nervi sympathici, lib. IV, Berne, 1839.

Valentinier. — Die Hysterie und ihre Heil, Erlangen. 1852.

Valleix. — Guide du médecin praticien, t. I et IV, 1860.

Vauquelin. — Méd. éclairée par les sc. phys. *Journ. de Fourcroy*, t. III, 1792.

Vigla. — Polyurie traum., *Un. méd.*, 1855.

Vogel. — Virchow's Handbuch, Band VI, 2e Abtheil, 3e Heft, p. 414, 1863.

Voss. — Diab. insip. et obésité génér. *Berl. klin. Woch.*, 1891.

Vydrine. — Un cas de diab. insip. intermittent. *Méd. observ.*, 1890.

Wachsmuth. — Ein Fall von Diab. insip. Arch. f. pathol. Anat. und Physiol. Vol. XXVI, p. 318, 1863.

Th. Watson. — Principles on pract. of Physic., p. 611. London, 1848.

Watts. — *Lancet*, 1848.

Whittle. — On renal diphteria. Dubl. quart. of med. science, nov. 1867, p. 299.

Witich. — Ueber Harnsecretion und Albumin. Arch. f. path. Anat. Band X.

R. Willis. — Urinary diseases on their treatment. London, 1838.

Th. Willis. — Opera omnia, t. I (De urinis).